# 這樣做生醫研究才好玩

## 從學習、創新到市場落地

方旭偉◎著

# 目次

# 自序

## 不要擔心起步太小 也不要害怕夢想太大

這本書，是寫給每一個還在探索、還在害怕、還在懷疑自己能不能改變世界的人。也是寫給臺灣這座島嶼上，正在等待新機會的每一雙眼睛。

生醫領域，是這個時代最需要的力量之一。從材料、器材、醫療系統到健康科技，每一個創新，都是為了解決人類生命中最真實的痛點。而現在，臺灣正站在一次歷史性的轉折點上。

我們有最扎實的工程技術，有世界一流的醫療體系，有充滿韌性與創意的人才。但要讓臺灣從代工王國、科技強國，真正升級為「生醫創新國家」，需要更大的視野，也需要更大的勇氣。生醫新創，不只是一項技術的突破，更是臺灣接軌新國際局面、創造第二座護國神山的機會。

還記得一位剛踏入實驗室的年輕學生，第一次設計實驗時手足無措，幾番試錯後終於學會問出真正關鍵的問題。也曾經見過一位老師，在推動產學合作的過程中歷經無數次拒絕，最後卻因為堅持不懈，為團隊打開了一條前所未有的國際合作之路。還有一位研究人員，從零開始摸索新技術，在無數個加班夜晚中，終於看到第一組突破性的數據，燃起了改變醫療未來的希望。

這些故事，或許平凡，但它們告訴我們一個真理：改變，不是因為一開始就有把握，而是因為願意在困難面前選擇相信未來。

在這段成長旅程中，我特別感謝臺北科技大學。北科大紮實的教學與研究環境，讓我在生醫材料領域奠定了堅實的學術基礎，也培養了面對複雜問題時跨領域整合與實作的能力。北科大鼓勵動手做、勇於創新的校風，塑造了我日後敢於嘗試、持續挑戰的態度。

一路上，也有許多在產業界努力打拼的北科大校友給予我寶貴的鼓勵與指引。特別是在擔任育成中心主任期間，協助新創團隊成長與落地的歷練，更深化我對技術轉移與生醫新創實踐的理解。這段在北科大的學習與歷練，成為我推動生醫創新、挑戰國際舞台的重要養分。

在寫這本書的過程中，我一直思考：如果能為年輕人留下一點什麼，我希望傳達的會是什麼？我的答案很簡單——不要擔心起步太小，也不要害怕夢想太大。

我們習慣了追求安全、穩定、別人定義的成功。但世界已經變了。未來需要的，不是守成的人，而是敢於打破規則、重新定義可能的人。生醫領域的價值，從來不只是發明一個新產品，而是敢於用新的方式，連結市場、連結世界、連結生命的希望。

每一次創業，每一次跨界，每一次國際挑戰，聽起來都很可怕。可是，正因為它們難，所以值得去做。正因為它們讓人害怕，所以當你勇敢踏出一步時，就已經領先了大多數人。

臺灣的未來，需要更多敢於挑戰的人。敢於問自己更深的問題，敢於選擇不同的路，敢於不只是複製國際趨勢，而是創造自己的節奏。

我希望這本書能陪你一起訓練那份勇氣。無論你現在是學生、老師、研究員、工程師，還是懷抱理想的創業者，只要你願意開始，就已經是改變的一部分。

未來的世界市場，不會因為我們小而寬容，也不會因為我們努力就自動給予機會。唯有我們用創新的技術，配上靈活的商業模式，從一開始就用國際語言說話，臺灣才能在生醫這條路上，真正立足全球。

所以，從現在開始，別只問自己能不能成功，請問自己：
我願不願意成為改變的一部分？
因為，臺灣的生醫新創，值得一場更大的冒險。
而那場冒險，需要的，正是像你這樣的人。

讓我們一起用好奇心探索，用創意打開新局，用行動改寫未來。

臺灣，生醫新創的時代，正在開始。別缺席！

方旭偉

二〇二五年 春

# 研究學習發問力

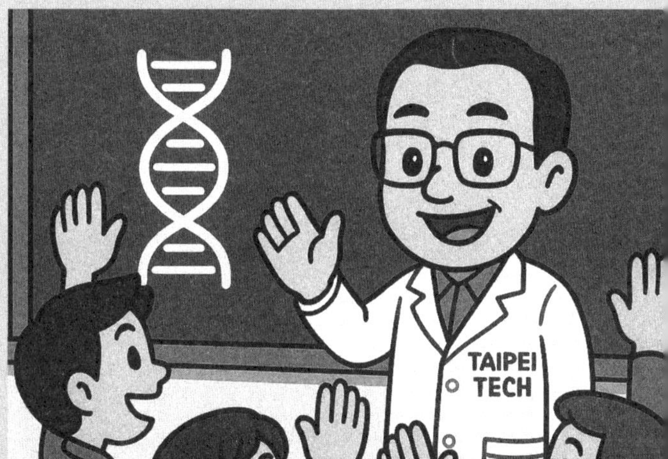

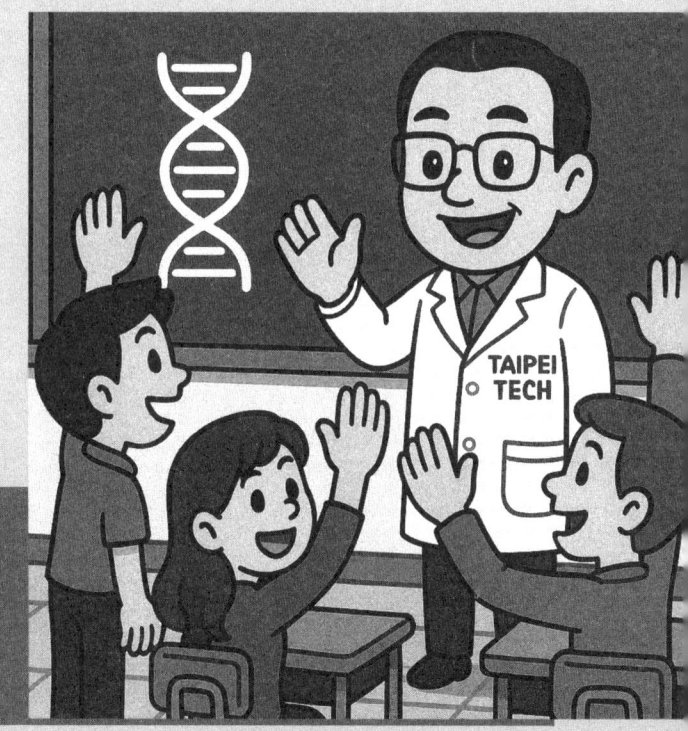

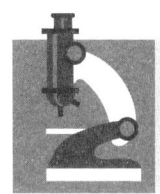

# 碰壁找方法的痛苦經驗才是成長的寶藏路徑

## • 學習要主動！

每年碩士班招生放榜後，總是有許多研究新生抓緊時間來找指導教授。我服務的臺北科技大學化學工程與生物科技系，碩士班有分為化學工程組，以及生化生醫工程研究組。化工組的學生大學讀的大多是化工與化學，而生化生醫工程組同學的背景就很多元了，從生物科技、藥劑、護理、藥學、復健到其他工程和科技領域的同學都有，如果是博士班的話，還有許多臨床醫師會來攻讀博士。畢竟生化生醫工程其實就是一門跨領域結合的應用科學，實驗室裡的成員背景和專長越多元，其實是匯集了各路的秘笈寶典。

通常剛錄取的新生都會趕緊和各個老師預約碰面，以便了解實驗室的狀況。通常新研究生寫給我email詢問後，我會先請他們到我的實驗室找學長姐們聊聊天，也上網看看我們在做的專案以及最近發表的論文，因為若每個同學進來面談時都需要我從頭介紹一遍，還真的挺花時間的。我也想藉機考驗同學自己尋求答案的動力和主動性。但是，縱使如此交代，其實還是有一部分的同學沒有先去了解，就直接來找我面談了。

我常常說，這是臺灣大學教育銜接到研究所教育的首重之痛。大部分同學們習慣了被動的聽指令，比如說上課老師指定課本教科書閱讀，學生就只針對這部分研習（甚至是只跟同學借筆記讀重點），然後準備考試，好像上課就是為了考試。因此，跟我面談的同學，通常會先和我有一段震撼的對話。我通常是這麼說的：「同學，恭喜你考上研究所，也決定到本系所來就讀，希望你能想清楚這碩士班的兩年間你想學些什麼，想要如何成長，都掌握在你自己的手上。老師提供你研究的環境，我們的資源只幫助積極主動的同學，加油！」

## • 研究生不是技術員，你要學的是解決問題！

我的實驗室希望學生能學到解決問題的方法，而我的訓練方式就是放牛吃草，你可以從實驗室以往的成果和目前學長姐的專案開始學習，看看有沒有想法。有想法就找找資料到處聊聊，也可以報告給我聽。我的任務就是問你問題，幫你釐清應該聚焦的關鍵問題。你越積極，我越幫你；你什麼都不做，我大概也都不會找你。千萬別敲我的門後問：「老師我該做什麼？」是你決定考上本所，也繳了學費，你的學習路徑和生涯應該由你來控制，我的實驗室和指導老師就是提供給你的資源，你若不主動去挖礦，寶藏不會送上門來的。

大部分的新研究生進了實驗室之後，總是有一陣子的徬徨期，不知道該做什麼，總是希望老師給他確切的實驗方法，他只要照著做就好，也就是我講的想要走捷徑，而不自己去探索路徑。我會跟他們說，那是訓練技術員的方法，碩士生訓練的不是技能，而是鍛鍊解決問題的方法。我通常會讓學生有至少一個學期的摸索期，一邊上課，一邊也觀察學長姐和周圍同學在做的計劃，一邊自己多想想多看看多找文獻。同學必須要有這一段痛苦的思考期，未來被交付新任務時，也才有經驗能夠解決新問題。

## • 做研究就像爬山，別等霧散了才開始走！

其實教授在指導學生的時候心中都有個掙扎，希望學生進行的實驗能夠早日有好的結果，可以在專業期刊上發表論文。我還記得早年在擔任助理教授和副教授的期間，其實每天的工作就是跟著學生擬定實驗方向，一旦實驗結果出來，我便花了很多的時間把結果整理成聚焦的方向，並把論文的架構趕緊寫好，甚至在學生畢業考試前我們就已經在國際期刊上發表論文了。這個做法的優點是跟著學生一起走，即時地給予意見和幫忙，可以減少學生實驗時走錯的路，缺點是學生缺乏自己前後思考、來回斟酌的機會。

到了近期，我傾向讓學生發表自己的想法，甚至是大膽快速地嘗試自己想到的實驗，就算有差錯，也讓他去嘗試，看看實驗結果如何，訓練同學們根據失敗的結果來擬定下次實驗的策略。我們常說要教人釣魚，而不是給他一條魚，其實我們在指導研究生時，也常常面臨這個抉擇。不過，這二十年來我指導的一百多位碩士生以及十多位的博士畢業生，我秉持了一個原則，就是他的學位論文，我絕對不會親自著手幫他們修改。我的做法是，當他寫完一版之後，我會看過再給他意見，並提出許多問題，請他們根據這些問題來修改論文。反覆地給同學們意見，同學們思考後進行修改，這論文就完全出自於他的筆下，他也會把撰寫論文的責任扛在自己身上，而不是仰賴指導教授最後幫他修改定案，論文才會有同學自己的思考型態以及文章特色。其實，這一點正是我想要學生畢業之前能夠訓練上身的，這遠比學生畢業之前發表了多少篇高點數的論文和論文是否獲獎來得重要的多了。

我常常舉一個例子，你今天要登上那座山頭，方向和高度你也知道，但是隔天一早醒來，看到了濃濃的大霧，

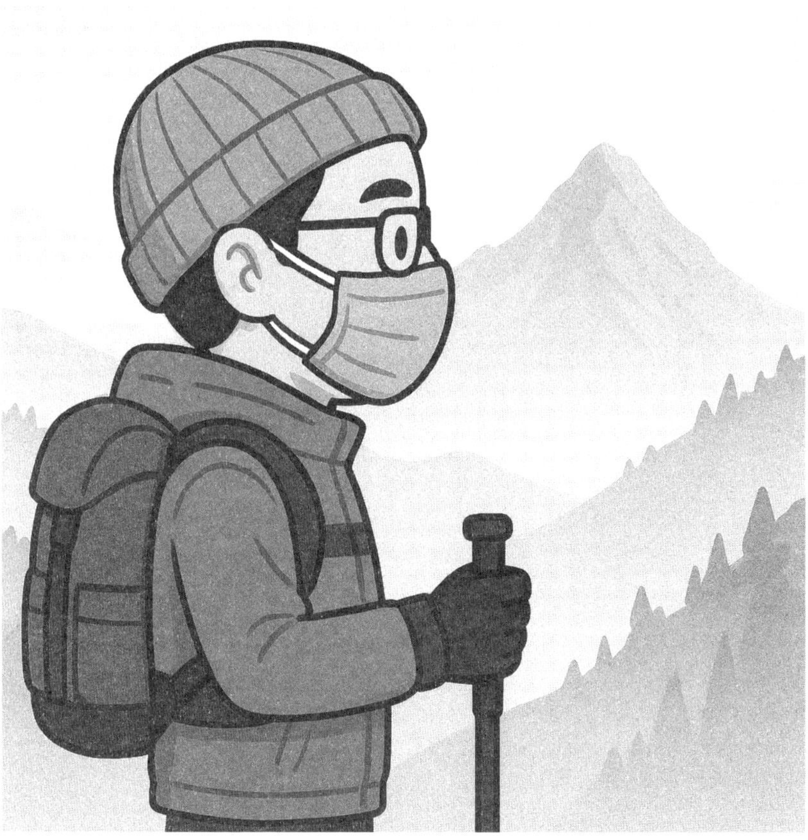

能見度就只有十公尺，這時候你要怎麼決定呢？有人說等一等吧，或許過兩天霧散了，能夠看清楚整條路，我們再往前行。話沒說錯，但是氣候瞬息萬變，也不知道何時霧會全散。我信奉「以終為始」（Begin with the End in Mind）的思維，先看清楚方向，看看眼前的路是否危險是否為斷崖，沒有的話先往前走幾步，或許就會看到再往下十公尺、二十公尺的路，確保安全一步一步往前進。有時可能會走錯叉路，或許再往回走再修正路徑，如此累積進步，總是有一天會登上山頭的。這是勇氣和接受挑戰的訓練，我想研究生的訓練也是同樣的道理。

**Take Home Message**

老師不會餵你，你要自己挖寶！進實驗室不是來當技術員，而是要訓練「發現問題、思考、設計實驗、解決問題」的能力。老師不是來「幫你做研究」，而是「提供資源、幫你釐清方向」，但你得自己動起來！研究就像爬山，別等條件完美才開始行動，確保方向正確後，就勇敢走下去！

# 從科展到國際舞台：高中生的科學夢想之旅

## ‧科學研究，從高中就開始！

還記得十多年前，我的大學同學藍偉瑩博士（當時是麗山高中的教務主任）找上我，想推動高中生參與科學研究。她希望讓有興趣的學生能夠到大學實驗室做研究，提升他們的學習視野。我當時二話不說就答應了，因為我相信，科學研究不該只屬於大學生或研究生，高中生一樣能夠有出色的表現！

我的原則很簡單——不管是高中生還是研究生，做研究的態度都應該是一樣的。學生必須主動思考、積極學習，教授和學長姐只是指導者，不會幫忙安排每一步。研究的進度、團隊協作，甚至是解決問題的方法，都要靠學生自己去探索。這不只是科展比賽，更是一場真正的學習體驗！

## • 當年的科展生，如今成為教授

二〇二四年一月，我參加北科大&日本NIMS（國家材料研究所）&筑波大學合辦的生醫材料國際論壇，這場會議的重點是研究如何將科學成果轉化為市場應用。我一走進會場，就看到一張熟悉的臉，結果對方直接叫了我一聲：「方老師！」仔細一看，原來是楊易軒——當年第一屆來我實驗室做科展的麗山高中生！他後來考上清華大學生醫工程系，之後到台大醫學工程研究所攻讀博士，現在則在日本進行博士後研究。

他笑著跟在場的日本教授介紹：「我的科學研究啟蒙，就是在方教授的實驗室！」聽到這句話，我真的很感動。十多年前的一個決定，竟然能夠對一個學生的人生產生這麼大的影響。這就是教育的力量！而且更令人開心的是，他即將於二〇二五年回到臺灣，在中山大學擔任助理教授，開啟自己的教學和研究生涯，傳承這份熱情。

## • Demi & Katie 的研究旅程

二〇二一年，麗山高中的Demi和Katie兩位女生來到我們的生醫材料實驗室。麗山高中在學校的課程中，從高一開始就涵蓋了相關的科學研究基礎知識、科學研究方法以及實驗設計等重要的課程，每週也有半天的時間，能夠讓同學們安排到合作的大學實驗室去做實驗。她們兩位選的題目是有關於角膜塑型片蛋白質吸附的主題，探討多醣體不同配方所組成的清潔液，對於移除角膜塑型片上蛋白質的效果，並測量角膜塑型片的摩擦係數。一開始，我就跟她們說：「這個計畫是你們的，研究要由你們主導。」兩位同學非常積極，不僅主動找學長姐請教問題，還大量閱讀文獻，設計自己的實驗方案。結果第一次參加臺灣國際科展，她們就拿下了工程組一等獎，這是我們實驗室指導的高中生以來最好的成績！她們也進一步獲得參加美國ISEF國際科展的資格，挑戰科展的最高殿堂。

臺灣科教館也邀請我擔任美國ISEF國際科展代表隊的培訓老師，每週六到科教館輔導出國比賽的代表隊同學們。Demi小學唸的是國際學校，講著一口非常流利的英文，簡報的技巧非常熟稔，講起話來不疾不徐，台風非常穩健，最特別的是她認真的眼神。從同學的口中得知，在科展的研究過程中，一旦碰到不了解的事情，Demi總是非常主動的詢問學長姐，或是趕緊調查相關的文獻，總是能夠很有效率地找到相關的蛛絲馬跡，解答心中的疑惑。Katie在我的眼中是一位甜姐兒，有一雙大眼睛，態度總是非常樂觀，跟Demi配合起來感覺是合作無間，兩位的個性互補，其實是成為團隊的非常重要元素之一。

## • 衝向國際舞台：美國 ISEF 科展集訓

獲選代表臺灣參加美國ISEF國際科展的學生，來自各大名校，如建中、北一女、成功高中、台南一中、高雄中學等等。Demi和Katie雖然是麗山高中的學生，但她們的實力絕對不輸任何人。在正式比賽前，科教館安排了每週六的密集培訓，這不只是技術訓練，更是一場心理戰！

我記得集訓營前，約了Demi和Katie在我辦公室見面，她們對於能夠獲得臺灣國際科展的一等獎非常的興奮，但我也聞到她們心中對於進軍美國ISEF國際科展，即將展開非常激烈的競爭，存在的一點點擔憂的氣息。我給她們精神喊話：「Demi、Katie，你們這次在臺灣國際科展贏得了工程組的一等獎，你們是最棒的，這次我們代表臺灣到美國國際科展比賽，我們的目標就是要朝著首獎邁進，你們絕對有資格爭取首獎，不要在乎其他團員是來自哪些名校，那些都是過去的背景，讓我們一起努力吧！」

同時我們就開設了一個LINE群組，名為「ISEF首獎計畫」，兩位同學和我們指導團隊的教授、博士以及研究生都在裡面，激勵大家，一定要有贏的決心，比賽前絕對不要幫自己找後路。就像每回我看新聞媒體在播報奧運比賽時，常常以進入四強或是至少有銅牌來做為目標，這一點我是非常不以為然的，唯有每次比賽以追求金牌為目標，給自己信心並

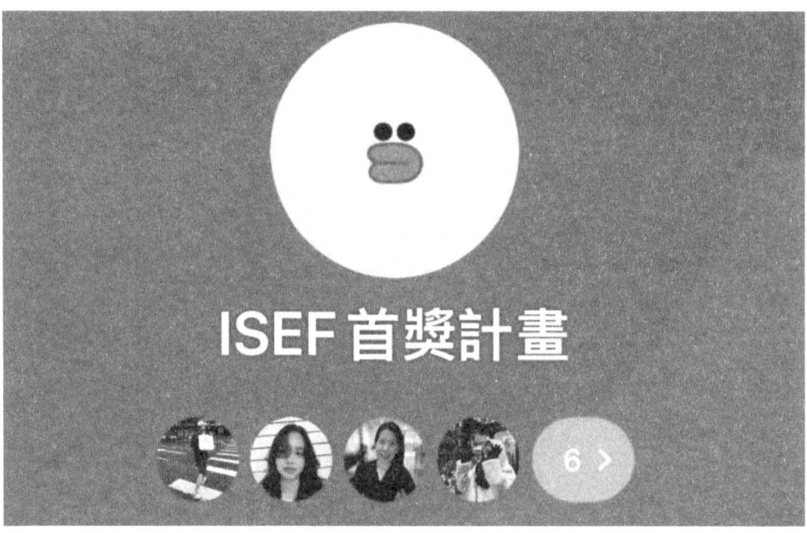

充分準備，比賽的過程才是精彩也才有價值，也才能更充分發揮出自己的潛能和實力。

將近四個月的期間，每週六我都到科教館協助臺灣代表隊的同學進行相關的演練。科教館執行培訓臺灣代表隊同學到美國參加國際科展的經驗非常豐富，許多大學教授在評審以及培訓的過程付出了許多的心力。每次培訓一開始，同學就印好一份海報，直接開始分組來進行演講，隨後由各組的老師先行指導，包含科學實驗過程的呈現、結果的表示和討論的議題，並對於上週大家有共識的修正方向，再一次的檢視。到了下午的階段，齊聚全部的出國代表選手和全部的輔導老師教授，再次觀看聽取每組選手的英文海報演講，並當場提出許多問題，以及海報上編排美編的相關意見。期間我觀察到有許多資深的教授態度非常的嚴厲，特別是同學若犯第二次錯誤的話，其參賽的決心和熱情就會被質疑，同學們的壓力之大可想而知。但是每週看到同學們的進步，同學們也咬緊牙關，覺得一切都值得。

我記得那一年是二〇二二年，疫情尚未結束，最後幾次的輔導，每位參賽同學和老師都要先進行新冠肺炎的快篩之後才能進到科教館，因為一旦染疫就無法前往美國參加比賽。最後一個月的氣氛更是緊張，這種壓力是一流的選手必

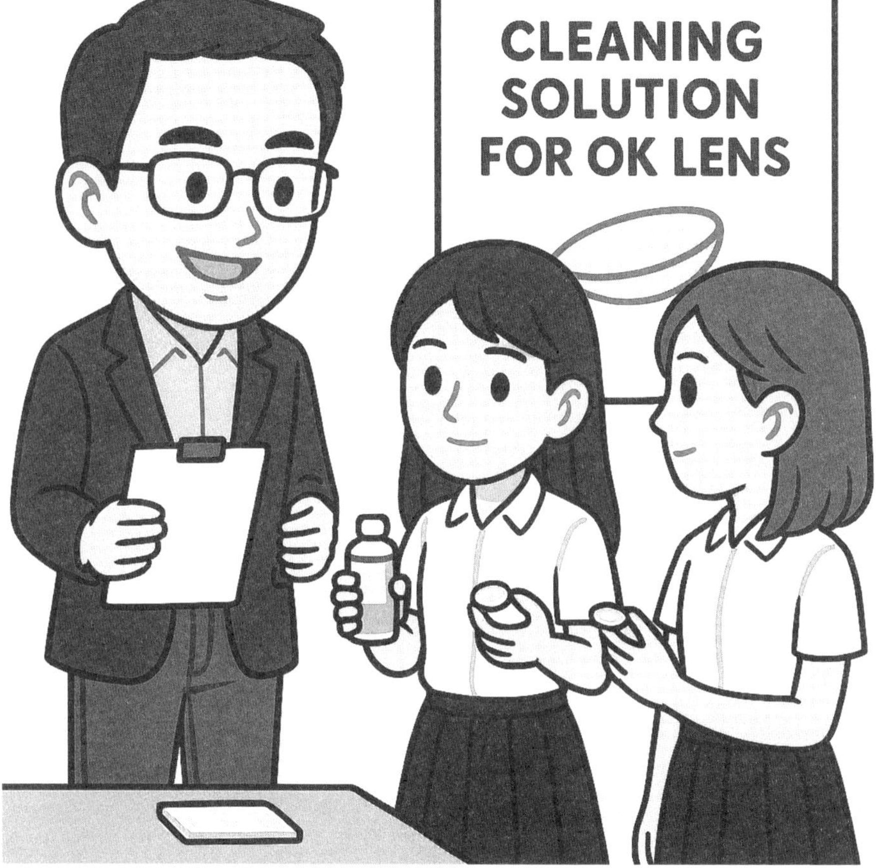
CLEANING
SOLUTION
FOR OK LENS

須要能夠承受的。這一次的代表團，臺灣選手獲得了一項首獎，以及多項獎項，我們也很高興Demi和Katie獲得了美國國際科展材料組的四等獎，兩位同學也獲得了保送以及推薦入學的資格，我們非常高興她們進入了一流的學府繼續邁向她們的科學工程之旅。

## Take Home Message

科學研究沒有年齡限制：不管是高中生、大學生，甚至博士生，只要有熱情，都可以開始自己的研究旅程！

競爭的關鍵不只是實力，更是心態：在國際競賽中，你的對手來自全球頂尖學府，只有相信自己，敢於挑戰，才能脫穎而出。

教育的影響超乎想像：一個研究機會，一句鼓勵的話，可能改變一個學生的人生。這就是教育的力量，也是我堅持培養年輕學子的原因！

最後，科學之路不是一條捷徑，而是一條充滿挑戰與驚喜的冒險。如果你願意邁出第一步，未來的舞台比你想像的還要寬廣！

# 我的上課方式——鍛鍊邏輯和溝通能力

## ・學生自主權：課堂不只是聽講，還是選擇與責任的練習

我到北科大任教已將近二十二年，上過我的課的同學應該都對於第一堂課印象深刻。我通常上課的第一句話就是跟同學們說：「同學們，你們選了這堂課，也繳了學費，你們對於上課有絕對的自主權。如果上課時有事情要處理，例如大筆訂單要接、女朋友吵架、家裡有重要事情等，需要去辦理的話，請自行進出教室。然而，你隔壁的同學一樣有繳學費，請不要打擾到他們上課的權益，上課可以睡覺，可是不能打呼。然後老師有領學校的薪水，必須對這課程的內容負責，學期末也必須要打分數，以下是我們這堂課的評分方式和課程大綱。如果沒有問題的話，希望大家能夠從這堂課學到你想要的。我們開始上課吧！」

這些話聽起來好像很現實很無情，其實我的用意是希望成年的同學能夠掌握自己生活的自主權，而不是像中小學生一樣，被動的聽從老師的指示上課、考試，畢竟他們離進入社會的時間是越來越近了，必須有自己的想法、自己生活的目標，也能夠學著自己分配自己的時間。任何學校課程的設計、學歷的追求，都是他生活中的一個選擇而已。

## • 思考力 vs. 盲從

在我們的研究生週會上，常有同學報告初步實驗結果不如預期的狀況。有些人會說：「這是學長姐建議的做法」或「這是老師你上次說的方式」，彷彿這樣就能讓失敗的結果變得合理。這時，我會回問：「那如果老師叫你去跳樓，你會跳嗎？」當然，沒有人會說「會」，因為大家都知道跳樓是危險的，必須自己判斷而不該聽從。其實，科學研究也是一樣的道理。老師、博士生或學長姐的意見都只是參考，真正的決策應該經過自己的分析與判斷。做研究最怕的不是失敗，而是不思考就行動。這句話也是我博士班指導教授告訴我的，如今我用這種方式提醒學生——任何人的建議都應該先吸收、消化，形成自己的觀點，然後勇敢地承擔自己的決定。

臺灣學生的優勢在於勤奮（hard-working），但往往缺乏思考的自信，容易陷入心智偷懶（mentally lazy）的狀態。研究生的學習重點，不只是學會操作實驗儀器，而是要培養發掘問題、思考解決方案、檢討錯誤並修正方向的能力。特別是研究生們，你們要來學的並不是如何操作實驗儀器和如何執行實驗，這些都是技術員就可以具備的能力。你們畢業之後是工程師，在工廠的產線上是要解決問題的，你們要學習的是發掘問題，吸收各種可能解決問題的方法和途徑。嘗試解決之後，或許一次不成功，你還能夠根據錯誤的結果再次校正，最終找到正確的解決方法。研究生必須好好訓練這一方面的能力。

## • 跨領域專題討論：多元思維才能解決複雜問題

這些年來，我負責化工所的專題討論課程，內容包含外部講座與專業報告訓練。除了邀請化工領域的學者專家，我也刻意安排跨領域講座，例如請我在美國的室友——現為國防部軍事採購組的少將——來分享軍事武器採購的故事。這些看似無關的話題，其實是訓練學生邏輯推理與批判思考的最佳素材。此外，我也會邀請產業界的董事長、總經理，談談他們的創業歷程。透過這些演講，學生能夠累積更多解決問題的經驗與視角。這不僅是學術知識的學習，更是提升決策能力與應變能力的關鍵。

除了聆聽演講，發問也是訓練思考力的重要環節。我告訴學生：「發問是動腦的過程，不只是聽，而是要帶著好奇心去思考。」然而，臺灣學生普遍較為被動、不敢提問。因此，在課程的另一部分設計，通常是希望同學們組成小隊，針對某個專題來進行專業的報告。我通常會要求同學一學期以英文報告，一學期用中文報告。更重要的是，每組同學報告完之後，我會點名請同學們發問，因為持續的給予同學們建議，後面報告的組別表現會越來越好。因此，我在學期剛開始就跟同學們說，大家的分組報告其實是一項集體學習，大家別在乎前後組別報告的差別而會有分數上的差異，從今天開始，你的學習並不只在於成績，你的學習是裝備你自己，讓我們一起在這幾週的學習中，把我們的溝通能力，特別是發問的能力好好地提升吧！

## • 專業溝通能力：在於被眾人理解

許多學生認為，研究的成果只要數據漂亮、發表論文，就算完成了。但實際上，科學的價值來自於分享與溝通。科技的進步仰賴全球研究團隊的交流，這包含撰寫期刊論文、參加國際會議發表、甚至透過社交媒體傳遞資訊。因此，在專題討論的課程中，另一個訓練同學的重點在：專業的溝通能力。

大家應該知道，當實驗室做出了相關的成果之後，科技的進步和累積就有賴於全世界各地的研究團隊的溝通和交流。最常見的就是在專業期刊上發表論文，來得知其他人在相關領域上的研究進度，另外就是在國際會議中發表演講或是張貼海報來介紹最新的科技研究進度，並透過彼此問答的方式來訂定未來研究的方向。同學們在畢業之前，通常都有跟著指導教授撰寫國際期刊論文的經驗，但是碩士班的學生比較少有機會直接參與國際研討會並發表英文演講，因此我在課程中特別也提醒同學們英文演講的重要性，舉凡論文的發表、專業的演說、海報的張貼，以及社交媒體的訊息傳播，都是人與人溝通的一種方式，同學們必須了解溝通的目的，運用「以終為始」的方式擬定策略，做到有效率的溝通。

特別是發表演講，掌握聽眾的組成和演講的目的是絕對重要的。如果一個十分鐘的演講，下面的觀眾是一般的普羅大眾，而你做的是人工關節的研究，你的演講重點就應該先引發大眾們的興趣，例如介紹何時需要人工關節、人工關節的種類和置換人工關節所需要注意的事項，而非探討專業的人工關節力學問題。但是如果你的演講是在骨科研究的專業會議中，你反而就不需要介紹這一些對於骨科醫師來說是基礎的知識，而是要特別著重在你的研究重點，例如我的博士班研究在探討人工關節磨耗顆粒大小形狀對生物反應的影響等專業議題。你本身的口語描述能力或許是演講的加分項目，但是一個故事結構規劃得體的演講，才是真正扣人心弦的關鍵。

## • 從不敢開口到勇奪演講比賽首獎：我的留學經歷

跟大家承認，其實我到美國留學之前，我的英文能力僅止於讀跟寫，可以在大學聯考中考得高分，也可以在大學四年內充分了解英文課本的內容，但是我的聽和說的能力其實並不好。我還記得剛到美國的時候，用英文講電話時，常常有許多不懂的地方，打開電視時，若沒有英文字幕，我也常常聽不懂。因此我迫使自己每天醒來之後都打開電視，配合著英文字幕，快速的來練習我英文的聽力，也常常打著1-800的免付費電話，練習自己的英文聽力。大致上過了半年之後，我的英文聽力就可以應付日常的生活了。

就讀博士班的時候，當時馬里蘭大學每年舉辦一項研究生的演講比賽，每年大概有一百位左右來自各國的研究生參與比賽。學校把參賽者分成十組，每一組裡面有各個科系的同學，比如有電機系、化工系、新聞系、英文文學系、傳播學系等同學，然後每一組由三位不同專業的教授當評分，目的就是培養同學們能夠介紹自己專業領域給跨領域的聽眾來了解。當時我是衝著首獎有五百元美金的收入上去報名。其實對於英文聽說能力不是那麼好的我，心中還有一點膽顫害怕。還好我牢記著指導教授平時訓練我們準備報告的技巧：首先要認清楚你的聽眾背景，擬定演講的目的以及傳達的訊息，然後以最淺顯易懂的方式達到演講的目的。因此在十分鐘的簡報中，我就簡單地以圖片和實際的人工關節樣品展示，向聽眾介紹什麼是人工關節，以及人工關節目前的問題和碰到的挑戰。最後用三分鐘的時間短暫介紹我們現在從事的研究能夠如何幫助人工關節延長壽命，盡可能讓不同背景的聽眾都能夠充分的了解。非常驚訝的，連續兩年的演講比賽我都拿到了首獎。

我也用我自身的經歷來鼓勵我們北科大的同學，英文的聽說讀寫是現今專業人士的必備技能，無論你的英文能力現在如何，培養好的英文能力就是建立跟世界溝通的管道。因

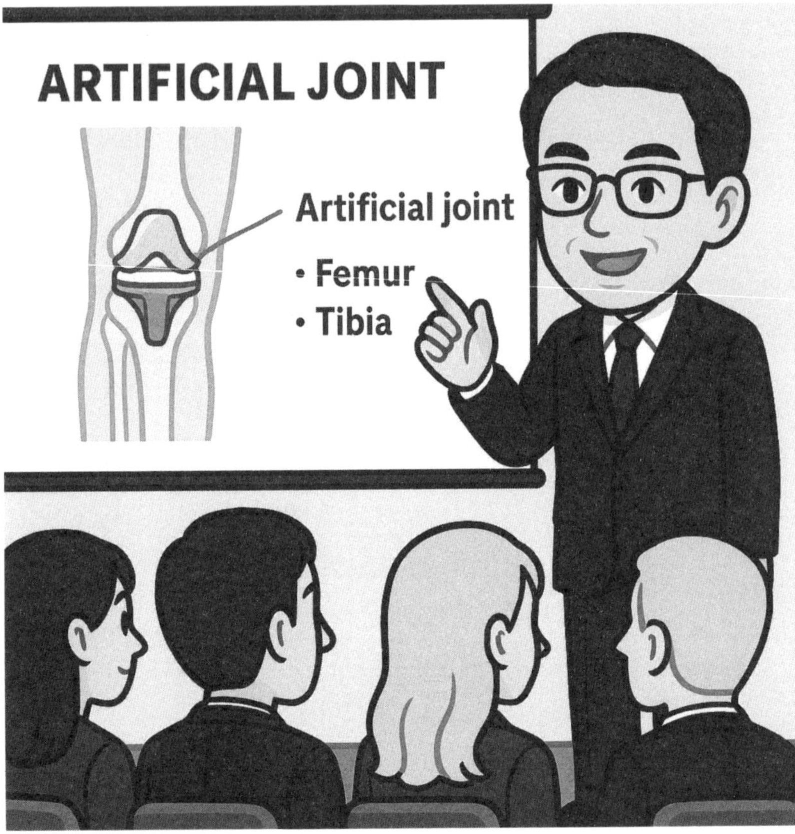


此在同學們做英文簡報時，我也常常給同學們幾個非常基本的建議：

一、發音清晰，比速度更重要——溝通的目的是讓人理解，而不是炫耀流利度。

二、投影片設計簡潔，一頁只傳達一個重點——過於繁瑣的內容只會讓聽眾迷失。

三、眼神交流，提升說服力——透過誠懇的眼神與肢體語言，讓觀眾更投入。

## • 吸引人的簡報就是畫重點

傳統上臺灣的小孩都比較靦腆，演講時眼神不敢直視聽眾，我建議同學們一定要持續練習並克服心中的恐懼，因為眼神傳達真的是有效溝通的精髓。另外，我也提醒大家幾種演講時千萬不要犯的錯誤，包含不要照著投影片念稿、不要屁股面對觀眾、投影片上的圖文都要清楚……等等。

其次，不管是海報展示或是投影片的演講，針對內容的製作我們都不要貪心。大家要知道，在國際研討會上的海報展示，通常有上百篇海報放在展場中，路過海報的觀眾們通常只有十到二十秒的時間來瀏覽你的海報，如何在這短暫的時間中吸引到觀眾，並進一步跟你洽談海報展示內容的細節，才是海報展示設計的最大重點。我們常常看到許多海報密密麻麻的放了許多細部內容，而沒有畫上重點，其實是相當可惜的。

在演講中的投影片設計亦是如此，我們要記得在每一頁投影片上都只能有一個重點，並讓聽眾在聽演講時快速地明瞭這個重點。搭配我們口頭上的輔助說明，務必能讓聽眾抓住重點而不迷失，如此的演講必定是吸引人的。

同學們在研究所進行實驗和培養專業能力，這都是必須的，但是如果沒有很好的溝通能力，其實很難在將來讓你的老闆、你的同仁、你的合作伙伴有效率的吸收你所要表達的內容，那就太可惜了。

## • 以終為始的學習策略

「以終為始」的觀念，我希望同學們從學生時代就開始訓練，做任何事情都要擬定好目標，根據手邊擁有的時間來規劃並有效率地執行。許多年來我也將「以終為始」的觀念融入教學與研究的過程中，就如同古話所說，我們要教同學如何釣魚，而非給他現成的漁貨。如何釣魚說起來簡單，最重要的還是心中要有一個意念：我一定要釣到魚。然後一邊分析要釣到魚的概念和策略，一一嘗試，以終為始，從小養成良好的邏輯推理能力和溝通能力。

更重要的是，我一再提醒同學，英文是我們邁向國際以及各項先進科技合作的基礎，不管你現在的英文是否理想，下定決心，你的生涯還有五十年，好的英文能力可以讓你擁抱全球，享受這個世界帶來的豐富面貌。

## Take Home Message

學習是你的選擇，不是別人的要求。培養獨立思考，不要心智偷懶。跨領域學習，擴大問題解決的視野。語言是國際競爭力，不要害怕開口：勇敢表達，才能讓世界聽見你的聲音！

# 找回童心未泯的好奇心

## • 好奇心帶來的競爭力

你有沒有發現，小孩子總是喜歡問「為什麼？」為什麼要穿衣服？為什麼要吃飯？這種對世界的好奇心，其實是人類與生俱來的天性。然而，傳統的教育模式，特別是五十年前較為威權式的教學，某種程度上壓抑了我們發問的習慣。近年來，臺灣的教育環境已經比過去開放許多，但某些深植於文化中的制約習性，依然影響著我們的學習模式。

如果你有機會到美國的大學課堂，你會發現學生們積極舉手發問，甚至多到老師需要刻意安排統一的問答時間，避免影響授課節奏。而在臺灣，老師們鼓勵學生提問，卻常常沒有人開口。這並不代表學生心中沒有問題，而是因為同儕壓力的影響——很多人不想太過突出，或是害怕問出「奇怪」

的問題會被取笑。這種文化上的差異，或許也影響了各國在科技發展上的競爭力。

臺灣的基礎教育非常扎實，國民教育普及率在全球名列前茅，但如果我們希望培養出能夠挑戰世界級獎項（如諾貝爾獎）的頂尖科學家，那麼拔尖教育的提升就是當務之急。我們必須思考，如何讓年輕人不僅擁有強大的基礎知識，更能發展出西方教育強調的創新與挑戰精神，這將是臺灣教育未來的重要課題。

## • 為什麼要念研究所？

每當我問剛入學的研究生：「你為什麼要念研究所？」最常聽到的回答是：「因為有碩士學位，才能進入科技產業，例如台積電或科學園區。」另一種常見的回答則是：「家人期待我讀碩士，因為家族中很多長輩都是碩士、博士，這樣未來找對象時也比較容易匹配。」這些理由都不算錯，但我認為更重要的，是理解求學的本質。

與其說科技業需要「碩士學位」的工程師，不如說科技業真正需要的是「具備解決問題能力」的工程師，而這正是碩士訓練應該提供的核心能力。同樣地，家長的期待也不只是希望孩子擁有學位，而是希望他們在這段時間內，培養出邏輯思考、專業判斷與更宏觀的視野。因此，對於研究生來說，「以終為始」固然重要，但如果目標只是取得學位，那就錯失了這段學習的真正價值。

## • 如何培養主動學習能力？

在指導學生的過程中，我採取的是「放牛吃草」的方式，鼓勵學生自主探索，而不是被動等待指導。我希望學生擁有內在的驅動力，而不是我們老師在後面推著走。新進實驗室的學生，經常直接問我：「老師，我該做什麼研究題目？」我的回答通常是：「你可以先看看我們實驗室過去發表的論文、學長姐的畢業論文，或者跟學長姐聊聊，看看他們現在在研究什麼。同時，想一想你當初為什麼會選擇加入這個實驗室？是不是心裡有某些想解決的問題？」

有認真思考的學生，通常很快就能回饋他們所找到的文獻資料、學到的技術，甚至提出可能的研究方向。而我的角色，就是在這個過程中持續發問——這些問題可能是我不熟悉的議題，需要學生再去找資料補充，也可能是對他解決方案的質疑，希望他進一步釐清。這種「問題循環」的訓練，能讓學生逐漸建立起解決問題的能力。

當學生進入這個模式後，研究進度往往不需要我操心，因為他們已經找到屬於自己的驅動力。這種「主動學習」的能力一旦養成，不僅在求學期間受用，未來的人生道路上，也能幫助他們持續成長。但要突破的關鍵，就是重新找回孩童時期的「好奇心」。

## • 從科學研究談好奇心的重要性

舉個例子，最近我們實驗室正在研究如何用不同方法製造「可生物降解的高分子顆粒」，這些顆粒可應用於藥物釋放、止血材料或癌症栓塞治療。學生們使用乳化法（Emulsification）或微流道晶片（Microfluidic Chip）製造顆粒，並透過電子顯微鏡觀察顆粒的形狀與大小。

然而，當他們展示照片時，往往只是簡單說：「這兩組顆粒的大小和形狀不同。」然後就沒有下文了。這時候，我會問：「你辛辛苦苦做完實驗，不會想進一步了解它們的不同之處嗎？如果想比較大小，應該使用相同倍率的照片吧？如果

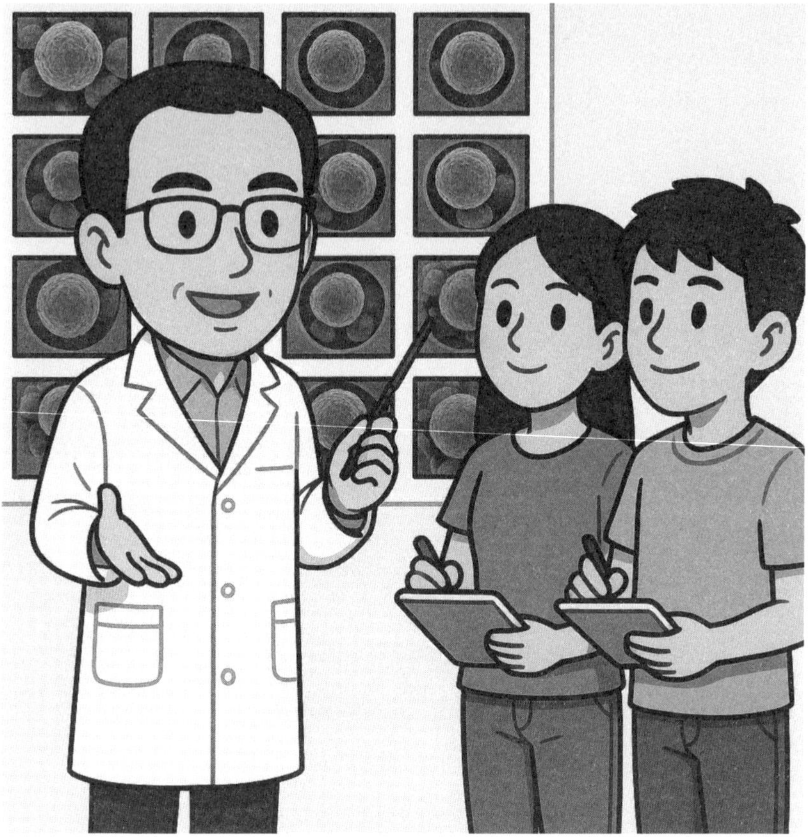

想確認顆粒尺寸的差異，是否應該使用圖像辨識技術來統計平均粒徑？」

很多時候，學生並不是不知道該怎麼做，而是缺乏那股「想知道答案」的好奇心。如果只是為了交差，而不是抱著探索的精神，那麼這些實驗就失去了科學研究的價值。其實，這些看似普通的數據裡，可能蘊藏著寶貴的科學發現，關鍵就在於研究者是否有足夠的求知慾，是否願意深入挖掘。

「以終為始」是解決問題的關鍵策略，讓我們在執行計畫時能更有效率，但如果缺乏「好奇心」，我們就難以在科學探索或技術研發上突破。只有保持對世界的好奇，才能在未知領域中不斷挖掘線索，進而找到創新的解決方案。

臺灣的教育體系已經提供了優秀的基礎訓練，接下來，我們應該更積極鼓勵學生培養探索精神，敢於提問，勇於挑戰。當我們的年輕世代既擁有堅實的知識，又具備旺盛的求知慾與解決問題的能力，臺灣的科技與創新才能在國際舞台上更進一步！

**Take Home Message**

好奇心是驅動學習與創新的關鍵，我們天生好奇，但傳統教育與文化可能壓抑了這種特質，我們應該努力找回孩童時代的求知慾。主動學習比被動接受更重要，「以終為始」與「好奇心」要並重——有目標很重要，但如果缺乏探索精神，只是機械式執行，那麼科學研究與技術創新就會失去突破的機會。我們的教育體系已經很穩固，接下來應該更鼓勵學生勇於提問、挑戰權威，才能真正培養世界級的創新人才。

# 學術養成接地氣

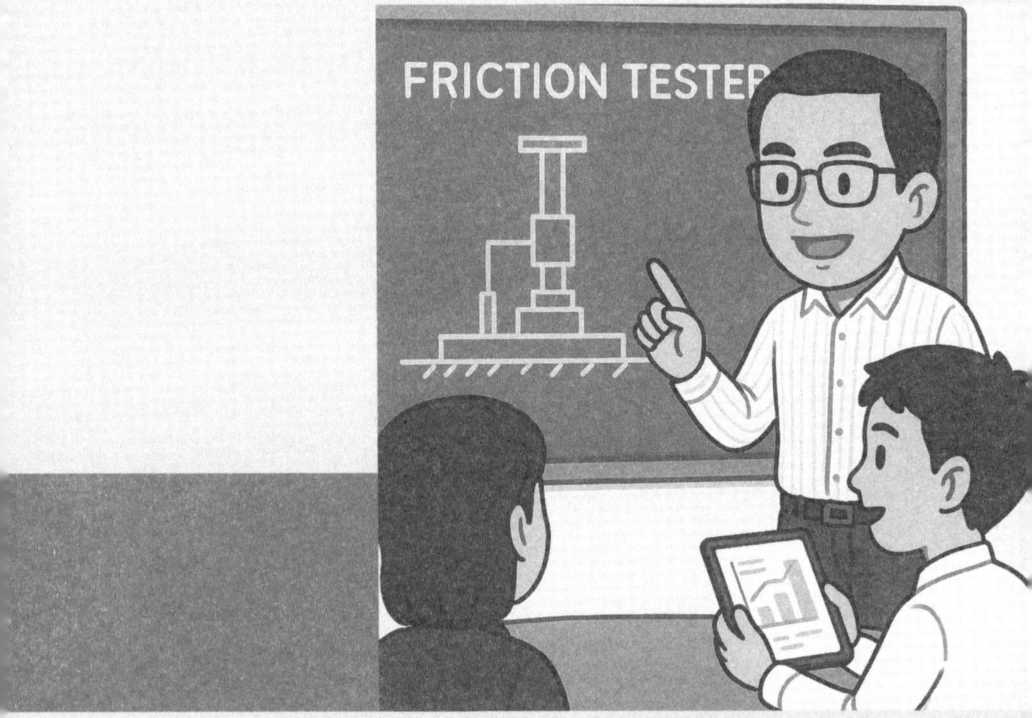

# 從化學工程師參與人工關節測試案談起

## ・從台大化工開始，開啟研究之路

話說我就讀台大化工系的時候，開啟研究的契機，是大四時參與呂維明教授的流體操作實驗室，那時候從事的專題是有關於攪拌槽熱傳現象的探討，還發表了我人生第一篇的英文國際期刊論文。

接著我便到美國馬里蘭大學開始了我的留學生活。起初跟了一位教授從事攪拌槽相關的生物反應器研究，但是由於老師缺乏研究經費，迫使我得到校園裡去找研究助理的工作。很幸運地在機械系找到了一個有關於研究stirling engine的工讀機會。Dr. Keith Herold徵求具有熱力學熱傳遞知識背景的學生來協助公司與州政府的產學計畫。當時看在獎學金的份上，我便開始了一邊打工一邊攻讀碩士論文的方式，展開我的留學生活。

做了一個學期有關於引擎的模擬工作之後，老師非常滿意我的工作表現，就提醒我趕緊寫碩士論文，因此兩年的碩士學位也很快就拿到手。不料，老師說他手上並沒有經費可以讓我繼續攻讀博士學位，於是我又開始了尋找攻讀博士學位獎學金的旅程。

## • 博士班選擇題：理論研究 vs. 應用研究

當時有得到兩個博士班獎學金的面試機會。第一個研究主題是有關於原子分子的物理化學基礎研究。生性喜歡應用研究的我，說實在地有點畏懼如此基礎的理論研究，再三思考後放棄了這個獎學金的機會。後來系辦公室推薦我跟系上的客座教授，也就是當時任職於美國國家標準暨技術研究院（National Institutes of Standards and Technology, NIST）的Dr. Stephen M. Hsu聊一聊。Dr. Hsu的研究是有關於Tribology摩擦學的基礎研究與應用開發，一見面時，他給了我三個研究題目挑選：一個是硬碟磁頭的奈米摩擦測試標準的建立，新穎性最高，但是難度也最高；另外一個題目是傳統機械潤滑油的化學反應分析，這也是化工領域切入摩擦學發展歷史較久的領域，似乎創新性較低，引發不了我的興趣；第三個給我的題目是有關於人工關節的測試研究。我心想，哇！原來摩擦學研究也有這麼跟生物醫藥有關的題目，似乎又燃起了我的生醫魂（話說當年我本來以念醫學系為第一志願，但是因為無法留在臺北地區唸醫學系，便轉投入台大化工的懷抱），馬上就認領了這個主題作為我博士研究的主軸。

## • 開啟人工關節的研究

接下來我閉關了三個月，日以繼夜地在圖書館閱讀相關人工關節的論文，從人工關節設計的歷史、材料選擇的原因、人體力學對於人工關節壞損的影響、到臨床上人工關節手術的方式與比較等等議題，都做詳盡的文獻回顧，三個月後產出一本高達三百多頁的文獻回顧，並篩選出關鍵的問題。

其中最重要的有兩大問題：第一是人工關節的磨耗顆粒當時引發的骨質溶解現象，是造成人工關節壞損最主要的原因。當時各大廠都苦於無法解決這個問題，這也因此成為了我日後論文的主題。

第二個問題是有關於人工關節在上市前常常需要經過政府認證的標準測試，通常是依照ISO（International Organization for Standardization）中人工關節模擬器的測試流程，執行高達六個月的長時間的磨耗測試，來確認人工關節的功能無虞。但這長達六個月的標準測試，其實阻礙了新產品快速上市的時程，因此全世界各大人工關節廠商，包括Johnson & Johnson, Zimmer, Smith Nephew, Wright, Biomet等廠

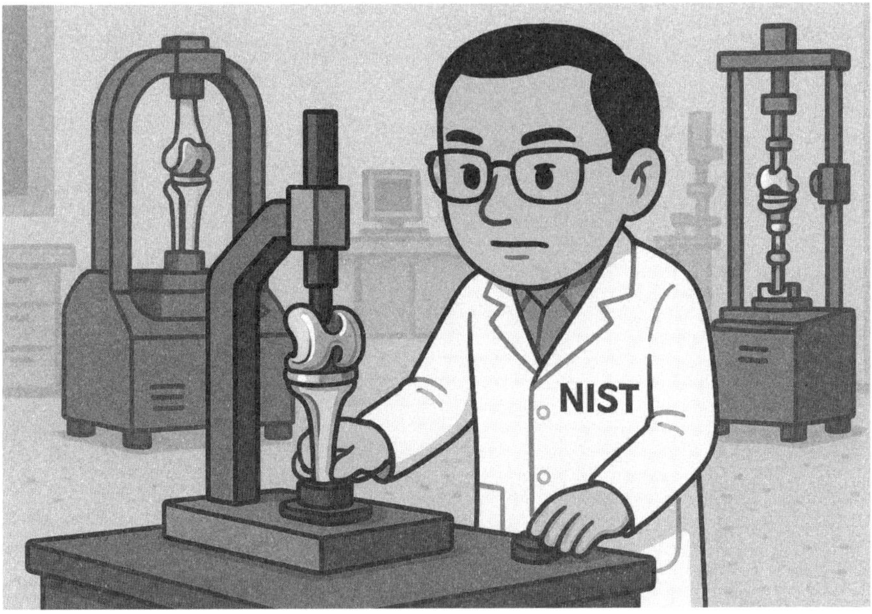

商組成的聯盟，希望要求政府出面主導，研發一個新的測試方法，能夠縮短新產品人工關節臨床前試驗的時間，加速新產品快速上市，造福更多的病人。當時二十多歲的我心想，這些不都是競爭關係的國際級公司嗎？怎麼能夠一起合作來共同出資且合作進行研究案呢？難道不怕對方把他們的關鍵技術學走了嗎？這開啟了我對於醫療器材上市流程的好奇心，美國食品藥物管理局（Food and Drug Administration, FDA）的法規雖然幫忙把關醫材使用的安全性與有效性，但是ISO標準測試的嚴謹規範，也限制了醫材快速開發的可能性。各大人工關節廠商其實都已經開啟了內部的獨立研究，針對標準測試方法如何加速都有一些突破性的結論，但是希望進一步與政府標準法規單位合作，才能說服美國食品藥物管理局（FDA）認可加速的測試流程，縮短產品革新週期的時間。

接下來我們在美國國家標準暨技術研究院（NIST）的研究團隊與個別廠商的研發部門先進行了一對一的個別會議，針對各公司內部研究加速測試方法的進度與了解，簽訂保密協議，並由美國國家標準暨技術研究院（NIST）內部複製各公司所建立的加速測試機。回想起來，這是一個非常龐大和壯觀的工程。接下來我們進行各家廠商的同步測試，針對各家設計之測試機的優缺點徹底比較，並經過內部材料學家、摩擦工程師、機械工程師等通力合作，討論出融合各家優點的新測試流程與機台。為了要證實新測試機台能夠在短時間內分辨出不同材料的磨耗特性以及功能，我們選擇了幾種市面上人工關節產品來做測試，進一步比對來確認新測試流程的快速性以及有效性，並進一步在科學性上得到美國食品藥物管理局（FDA）的認可後，把成果交還給各家廠商，作為日後開發新產品快速臨床前測試方法的依據，如此以來直接縮短了各家廠商的起跑線，也不影響大家的競爭的公平性。

## • 博士論文研究：如何快速製造人工關節磨耗顆粒？

另一方面，我展開了我的博士論文研究，主題是研究人工關節的磨耗顆粒引發的骨質溶解現象，特別聚焦在了解磨耗顆粒的大小或是形狀對於引發免疫反應的效應。但是醫學研究單位缺乏可以拿來做動物實驗的磨耗顆粒，希望由美國國家標準暨技術研究院（NIST）來提供，因此我的論文題目就著重在如何用快速的方法，大量生產出與臨床類似的磨耗顆粒，同時希望能夠精準的控制大小形狀，進一步探討磨耗顆粒大小與形狀對生物反應的影響。

如何在原本就是耐磨耗的超高分子量聚乙烯（UHMWPE, Ultra-High Molecular Weight Polyethylene）材料上，去快速製造出磨耗顆粒，本身就是個弔詭的主題，非常具有挑戰性。「以終為始」的問題解決策略，引導我在博士論文研究的初期，從需求中找創新，當時我覺得必須以「殊途同歸」的方法來達到這個目標，顆粒從摩擦所產生的，一定達不到快速生產的目標，但是顆粒又要跟磨出來的顆粒外觀形貌相似，我們想到的方法是利用微切割的方式來產生。

化工出身的我，對於這機密加工的議題，也只能趕緊補充相關知識，並到處詢問相關專業人士的意見。我記得我第一個提案是利用放電加工在人工關節所使用的鈷鉻鉬合金（Co-Cr-Mo alloy）上製作出微孔洞結構，利用類似冰淇淋挖勺的方式挖出UHMWPE材料顆粒，透過設計不同的挖勺，就可以控制顆粒的大小形狀。我記得我拿了一個樣品和設計，詢問了美國國家標準暨技術研究院（NIST）的機械工程實驗室有關於放電加工的費用，大約一個樣本需美金二千五百元，隨即我便拿著設計方案和費用的估算與指導教授討論，詢問他的意見。沒想到他沒有給我確切的答案，只跟我說：「你再好好盤算未來的用途，自己決定就可以，經費都有！」

原本只關注在技術上能否解決微切割的我，再次重新思考整個案子的目的，主要是要量產UHMWPE磨耗顆粒供動物實驗和細胞實驗來使用，需求量很大，也必須準備為數不少的微切割表面，每一片的製作費用若如此的高，應該無法實際量產。我們必須找到可以低成本大量製造微切割表面的方法，後來就想到了利用半導體製程的方法。矽晶片的成本不高，我便學習在美國國家標準暨技術研究院（NIST）半導體製程實驗室裡以黃光製程和等向蝕刻的方法，製作出有效的微切割結構。

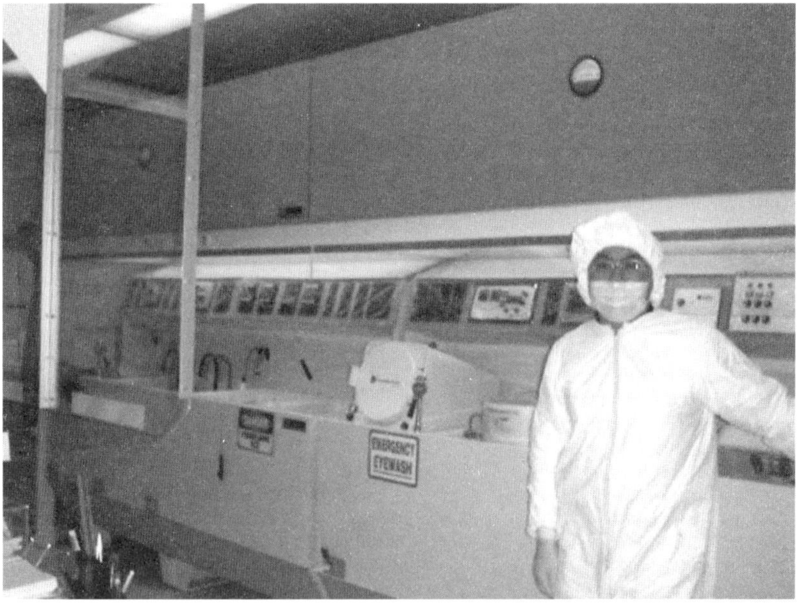

為了進一步提高切割裝置的硬度，我們在切割裝置表面上蒸鍍上鉻（Cr），能夠增進微切割刀片的耐磨性，後來執行的相關的磨耗試驗，也證明了我們用半導體製程做出來的矽晶圓表面切割結構，能夠有效地生產出特定大小形狀的UHMWPE磨耗顆粒。

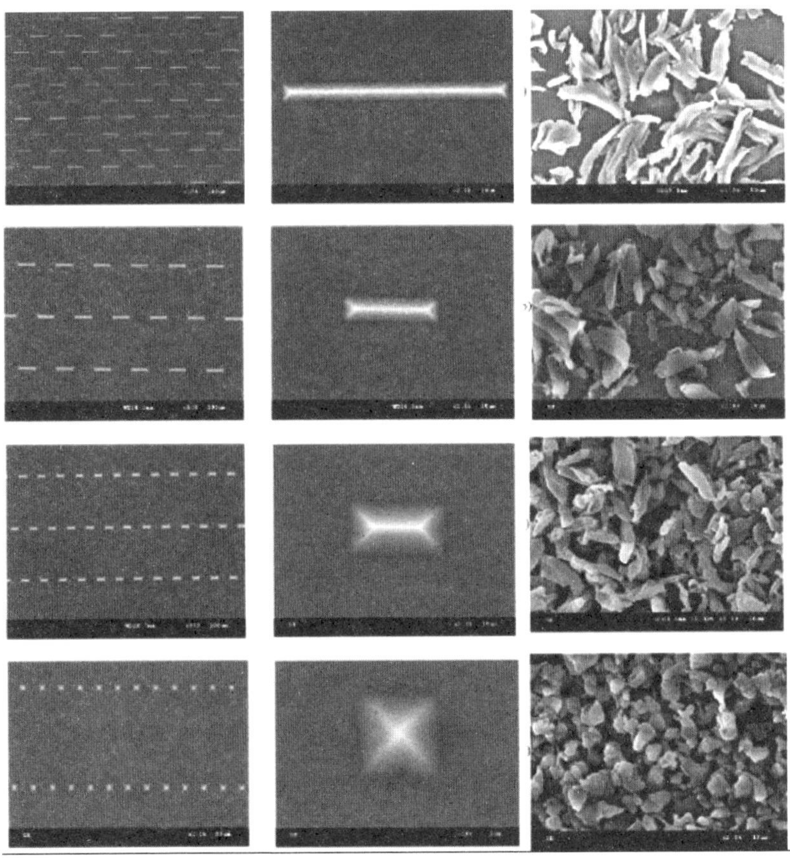

這是我身為一位化學工程師第一次接觸醫療器材的相關研發案，讓我認識了醫療器材產業的特性，不像化工業所碰到的一般民生用品，在產品開發完了，通常只需要進行簡單的安全測試，即可推上市場。醫療器材由於關係到人民的健康，各國主管機關都會從「安全」以及「有效」兩個觀點來檢視相關藥品醫療器材或是健康產品，來做為是否核准上市的依據。如此一來，從設計、製作原型、產品製程、安全測試、功能性測試、甚至到動物試驗、人體臨床試驗等相關程序，缺一不可，是一個相當冗長的程序，只要能夠加速任何一個流程，就能提升新產品進入市場的競爭力。身為一個化學工程師的醫療器材初體驗，就讓我眼界大開，有醍醐灌頂的滋味呢！

**Take Home Message**

這段學術與研究旅程，讓我深刻體會到跨領域合作、應用研究與產業需求的緊密連結。從台大化工的基礎訓練，到美國研究經歷，再到摩擦學領域的深入探索，每一次的選擇與轉折，都奠定了我後來投入醫療器材研發的基礎。這段經歷帶給我三個重要的收穫：從需求找創新、跨領域的挑戰與機會、學術與產業的橋樑。每一次選擇，都是未來可能性的伏筆，關鍵在於是否願意跳出舒適圈，迎接挑戰！

# 博士教授的養成到與廠商進行產學合作

## • 大學時期：「以終為始」的規劃術

話說當年大學聯考填志願的時候，我心中原本的想法是在離家近的北部地區念醫學系。但是就差了幾分，只能在臺北市和醫學系擇一，最後在眾多因素的考量下，進入台大化工系就讀。決定的當下，我老爸馬上問了我一句：「那你大學畢業後要幹嘛？」當下我一頭霧水，不是才剛決定大學科系嗎，怎麼接著就問我畢業要做什麼？彷彿四年已經一晃而過！更驚訝的是，我竟然也馬上脫口而出：「如果可以的話，我想要出國留學！」如此就開啟了我大學生活的規劃，除了以all pass（全部及格，不要被當）為我大學課業最低標準外，我也希望能夠兼顧社團活動和留學準備，暑假通常就是參加和規劃口琴營隊（我是台大藍聲口琴社第四十屆社長），和跑南陽街補GRE和托福。這「以終為始」的大學生活規劃也算順利，後來台大化工系畢業以後，也如願以償地到美國馬里蘭大學唸研究所。

## • 博士撞牆期：當你迷惘時，該勇敢按下暫停鍵

其實我念博士班兩年時，碰到了撞牆期，總覺得挑選的主題方向不是很有把握，從人工關節使用有限元素法分析力學對材料的壞損，到使用分子動態模擬研究人工關節墊片的黏彈性質，我都從頭學起過，但總覺得心裡很虛。一直圍繞在生醫材料的議題上研究，而沒有太多機會接觸臨床應用面，總是覺得無法駕馭且缺乏信心，所以決定來個現在流行的gap year休息一年。

在網路上查詢了臺灣相關的人工關節研究團隊後，我主動聯繫了當年國立陽明大學醫工所的鄭誠功教授，介紹我自己和表達想要回臺灣參與人工關節整合型計畫的意願。鄭老師建議我到整合團隊下台大醫工中心（台大醫工所前身）楊台鴻教授和骨科劉華昌教授的團隊擔任助理，期間特別協助劉教授和馬偕紀念醫院骨科黃俊雄院長在人工關節手術中，蒐集壞損的人工關節和周圍組織，分離出組織中之磨耗顆粒並分析顆粒的大小形貌。

那段日子我最懷念的是團隊成員們常常到黃院長家中開讀書會，材料、力學、臨床醫學領域的教授、醫師和同學們一起讀論文，交換研究心得和討論實驗結果。令人無法忘懷的，還有黃媽媽那色香味俱全的晚餐和宵夜！這一年的經歷補齊了我研究人工關節最缺乏的臨床醫學的那塊拼圖。一年後我更具信心的回到馬里蘭大學和美國國家標準暨技術研究院（NIST）繼續我的博士論文研究，雖然又過了四年的辛酸血淚才完成博士論文，但這特別的經歷也大幅提升了我遇到困難時的抗壓和信心指數。七年的博士生涯雖歷時太久且過於艱辛，但這段經歷在多年後的今天仍覺得相當值得，也奠定了日後我解決問題時具有強大的信心和韌性！

## • 博士畢業求職期：勇敢選擇適合自己的道路

快取得博士前，我開始投履歷找工作。在美國我嘗試的都是公司業界單位，而在那個臺灣企業很少聘用博士的年代，特別我又是生醫材料新領域的專長，臺灣方面我選擇投履歷到各大學應徵助理教授的工作。但由於當時還沒有畢業，只拿到了包含臺北科技大學、中原大學和長庚大學幾個面試的機會。因為在二〇〇三年SARS期間，北科大的面試和我博士班口試時間非常近，透過投影片和自我介紹的影片，死馬當活馬醫的狀況下，很感恩我拿到了北科大教職的聘書。在想念臺灣美食、臺北家人，以及在自己家園做長期奮鬥的想法下，隨即於二〇〇三年選擇回臺灣任教，開啟了我擔任教授的生涯。

## ‧學術生涯的挑戰：研究、教學與產學合作的平衡

教學、研究、服務一直是教授工作的三大主軸，臺北工專轉型到臺北科技大學後，積極加強學校在基礎研究的能力，學校充滿了動力，也傾注各種資源讓新老師全力衝刺研究。我記得二〇〇三年八月到學校報到後，九月開學就開始馬不停蹄地啟動各項工作，一週十五個小時的授課，真的給足了我動力，用更有效的方法備課，同時間著手架構「生醫材料與表面工程實驗室」的硬體設施，整天帶在身邊的筆記型電腦裡一直鍵入的是各種腦中浮現的研究計畫構想。「研究計畫書－研究經費－實驗執行－成果發表」是一個不停的輪迴，有了更好的結果就有更多的研究經費，蛋生雞還是雞生蛋的正向循環非常重要，回想起來，就是創業的架構與概念。

當時身為助理教授的我，當然擬定了一份教授升等教戰守則，每一季我會徹底檢視目前實驗室建置進度、學生實驗

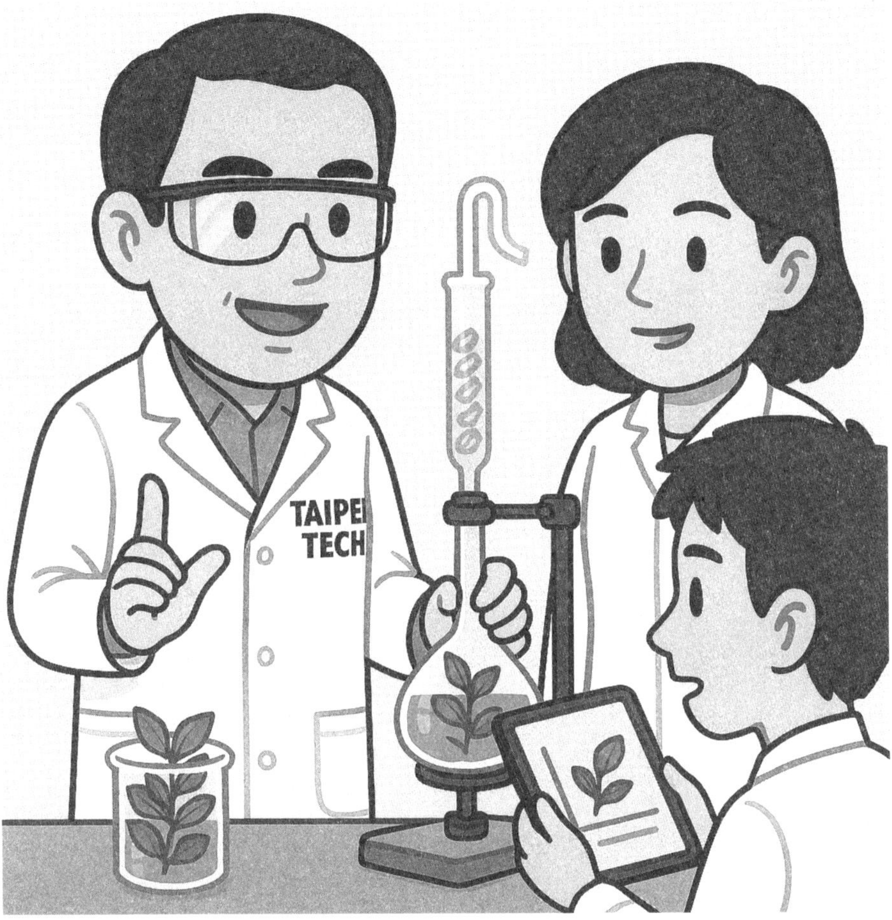
TAIPEI
TECH

結果數據的成熟度，以及研究計畫帶來研究經費的成長等，然後調整並平衡時間，以求進度不落後。但是心中總是問自己，什麼時候可以開始跨入與產業界的合作，甚至未來能夠有能力把實驗室的技術移轉給廠商。對於那時的我，是一個夢想和一份憧憬。特別是我在第二年接任了校友聯絡中心的基金發展組組長一職，平常的工作就是參加各地校友會的舉行，代表學校與校友間多多聯絡感情，並將校友對於學校的意見轉達給校方。大家知道嗎，臺灣的上市櫃公司，有超過一成以上的老闆都是臺北工專或是臺北科技大學的校友，比例非常高。我們在各地校友會經常被問到的問題就是，母校可不可以幫忙協助更多技術的開發，以及幫忙能夠運用在實際的工程操作或是工廠的運作上。這又一再觸動我想要多多參與產學合作的意向。

　　但是對於三十多歲剛回臺灣的我，常問自己說，那我該找誰來開啟我的合作呢？後來發覺剛開始接觸的竟然都是父執輩當年在從事化學進口業的老同事或老朋友，他們知道我爸媽有個當化工系的教授之後，都希望我去聊一聊。其實那時常常聽到的題目有高分子的合成與開發、香料的挑選、洗潔精介面活性劑等等，好像跟我的生醫材料沒什麼關係，身為射手座AB型好奇寶寶的我，也就多去聽聽前輩的看法，也多分享一下我正在做的新研究。當時我延續人工關節的研究，其實很多長輩也都跑來問我有關膝蓋痛啊、筋骨酸痛的問題。只可惜我不是醫生，在介紹人工關節之餘，也只能請他們去醫院做詳細檢查和詢問醫生的意見。但是其實我也幫助了好多好朋友，避免了不必要的手術，就成功地找到適合的醫生，治療好關節炎的症狀。心裡想說，多跟業界人士聊聊，一方面也可以知道外面實際運作的狀況，一方面也能帶給我一些新的知識，或許將來可以有一些啟發。

## • 產學合作的第一案

有一天，媽媽跟我說，她多年前的業務同事在臺北內湖開了一家新公司，從事的相關的塑料是應用在醫學上的，看看我有沒有興趣聊一聊。我二話不說就親自去拜訪了父執輩的老闆，這是一家合資公司，另一位老闆是從事專利事務所的總經理，異業的結合與合作倒蠻有趣的，他們主要業務是從事生醫級物可分解的聚乳酸原料的量產製程。我們知道聚乳酸其實被應用在生物可分解的植入物，包含骨釘骨板或是作為藥物包覆以及組織工程的支架等。聚乳酸如何合成其實不是我的專長，我便針對他們原料規格的多樣性給了一些建議，最後執行了一項產學計劃，利用加入氫氧基磷灰石作為複合材料的方式，成功地幫助他們產出能夠獨立控制分解速率以及機械強度的不同聚乳酸原料，並極力建議公司能夠早日運用他們的原料在某一項醫療器材上，對於將來生醫級原料的推廣，會有很大的幫助。這是我跨入產學合作的第一步，其實跟我專長的人工關節摩擦測試沒有什麼關係，但成功運用了我對於醫療器材的了解，以及材料科學基礎知識的運用，其實就可以大膽給廠商一些必要的協助幫忙。

我的領悟是，跨領域知識的結合與整合，其實就是產學合作推動的核心技術與技巧。人對了，邏輯對了，產學合作是需要經驗的累積和時間的淬煉，想做就去做吧，別忘了產學合作的目的就是最後要幫助做出實際的產品，幫忙公司賺錢就對了！

**Take Home Message**

從學生時代就以終為始，設定長遠目標，提前思考未來發展方向，並有意識地準備。當遇到學術或職涯的瓶頸時，不妨停下來重新調整，保持開放心態，積極尋求可能的機會。跨領域整合是關鍵，產學合作的核心不僅是技術，更是如何將不同領域的知識串聯，找到創新應用的可能性。

# 從人工椎間盤測試到骨填補材技轉

## ・從博士研究到國際合作

還記得我博士班的研究主題，是有關於人工關節的摩擦試驗，以及特殊的運用半導體黃光蝕刻的方法生產出不同大小形狀的人工關節磨耗顆粒嗎？當時我幫美國國家標準暨技術研究院（NIST）建立的標準顆粒，幫助許多醫學研究單位得以進行他們的動物實驗。我回臺灣擔任教授之後，我的指導老師也從美國國家標準暨技術研究院（NIST）退休，轉任到美國喬治華盛頓大學任教，因此接續有能力可以製作這磨耗顆粒的單位就只剩下我的實驗室了，所以有許多人工關節磨耗顆粒的需求也都轉介到我臺北科技大學的「生醫材料表面工程」實驗室。同時間，我一直在思考這個顆粒製作平台可以擴充的協助範圍。在醫療器材中，除了人工關節外，人工椎間盤也是利用類似的材料，也就是鈷鉻鉬合金（Co-Cr-Mo alloy）和超高分子量聚乙烯（UHMWPE）兩者對磨擔任軸承來模擬椎間盤的運動，取代壞損的椎間盤，只是活動的程度沒有像人工膝關節或髖關節那麼的大。但是，因為醫學上已經發現人工關節的磨耗顆粒可能長期引發骨質溶解的問題，所以美國食品藥物管理局（FDA）針對相關類似原理的醫材，也都提出了廠商需要做風險評估的實驗報告，來消除至少短期急性可能造成的問題。

## • 國際合作契機：英國廠商的合作邀約

後來，接到的email大多數都是詢問我們能不能夠直接提供磨耗顆粒，跟相關的學校或是實驗室來進行基礎的研究。也就是徵詢單位大都把我們實驗室當成了一個材料的供應商來看待，低估了這個顆粒製造流程的技術含量，不願意以合作研究的方式來進行。對於這方面的需求，我只好都請他們直接跟美國國家標準暨技術研究院（NIST）購買標準顆粒來做實驗即可。有一天我收到了一封從英國寄來的email，這家廠商是一個醫材顧問公司，專門協助將相關研究成果進行商品化的工作。他們接手了一個案子，是改善人工椎間盤的幾何形狀。他們也利用有限元素的力學模型初步進行了評估，但是希望進一步可以獲得比較大量的類似型的磨耗顆粒，以進行動物實驗，來評估此新型人工椎間盤植入人體的風險。

這家英國公司的執行長隨即就安排了時間飛來臺灣跟我們討論，其實他先前就已經知道了我們在美國國家標準暨技術研究院（NIST）所做的研究，剛好能夠補足他們在開發並商品化此醫材所需要的實驗。當時我萬萬沒想到我博士論文的研究能夠擔任醫材上市開發的一項重要工具，而且第一個案子就是國際型的研發合作。其實對方的需求很簡單，他們提供了他們的原型裝置在模擬器所磨出來的磨耗顆粒形狀，我則根據此大小形狀，設計了所需要對磨的微切割裝置，並利用半導體的黃光製程製作在矽晶圓表面上，然後在我們的實驗室用往覆式對磨實驗機變快速的生產了他們所需要的磨耗顆粒。他們再進一步把我們的磨耗顆粒送到德國合作的實驗室先進行相關的內毒素潔淨試驗。由於我們非常嚴謹的控制製造流程，當然是一下子就通過了檢測，因此他們就把這些顆粒進一步送到合作的醫院進行動物實驗，這是我展開國際產學合作的第一個案子，也非常有成就感！

其實剛回到臺灣擔任助理教授的時候，我參加各個研討會時所講的題目就都是有關建立人工關節磨耗顆粒的平台。但是因為不是終端產品，所以大部分的廠商其實並不熟悉。也可能是因為臺灣比較少廠商直接投入新醫材的開發，因此對於商品化的產業鏈中所需要的測試方法並不願意投資，總覺得這應該是政府或是公家的研究單位所該做的事。我藉由這第一次的國際產學合作，也肯定了我多年來博士研究成果的產業應用性。

## • 從人工椎間盤到骨填補材料

後來因為經濟部中小企業研發補助（SBIR）辦公室的推薦，我又接觸到了一家國內的脊椎植入物廠商，他們也提出了一個人工椎間盤的新型設計，從材料挑選、加工製作等都滿足計畫辦公室的要求，但是獨缺沒有進行美國食品藥物管理局（FDA）所需要的磨耗顆粒風險性評估。審查委員中有人知道我是這方面的專長，因此就推薦了他們來跟我洽談，其實研究內容還蠻單純的，就跟上一個英國的廠商類似，只是大家的設計不同，所生產出來的磨耗顆粒大小形貌也有差異。但這對我們來說不是什麼大問題，我們就進一步更改我們的微切割裝置並生產出足夠大量的顆粒。這一次我們也協助他們來進行動物實驗，或是用細胞模型來分析不同顆粒所引發的免疫反應。

合作過程中，跟廠商的總經理一直不斷地交流討論。後來成功結案後，總經理竟然問了我一句話：「方教授，我們公司想要研發硫酸鈣為主的骨填補材料，你可不可以幫我們呢？」

這下子我心裡納悶了，雖然我是做生醫材料的研究，但是那時候僅止於人工關節的材料，特別是著重在磨耗性質。於是我就跟總經理很坦誠的說：「總經理，可是我對於骨填補材一點都不懂耶，要不要我介紹適合的教授來幫你開發這材料呢？」想不到總經理對我說：「方教授，其實我在意的不是你原來有沒有相關的技術。因為我們有過這次的合作，我覺得你非常了解我們產業界的需求，在合作研究的同時也都能用廠商的立場來為彼此的分工合作做很合理的規劃。我相信你有這個能力，不管是你自己實驗室研發，或是找其他的教授一起合作，我也都沒有問題，不過希望你是唯一的窗口，跟我們來溝通，我相信這樣子的進度一定沒有問題的。你一定要慎重考慮一下，我希望我們可以攜手快速地把公司所需要的骨填補材取證下來。」

## • 跨足新領域：骨填補材料的技術開發

回頭我便召集了實驗室的博士後研究員以及博士生來討論，大家第一個反應就是：「老師，這沒有辦法啦，我們實驗室沒有做過相關骨填補材的研究，更何況這是一個技轉案，

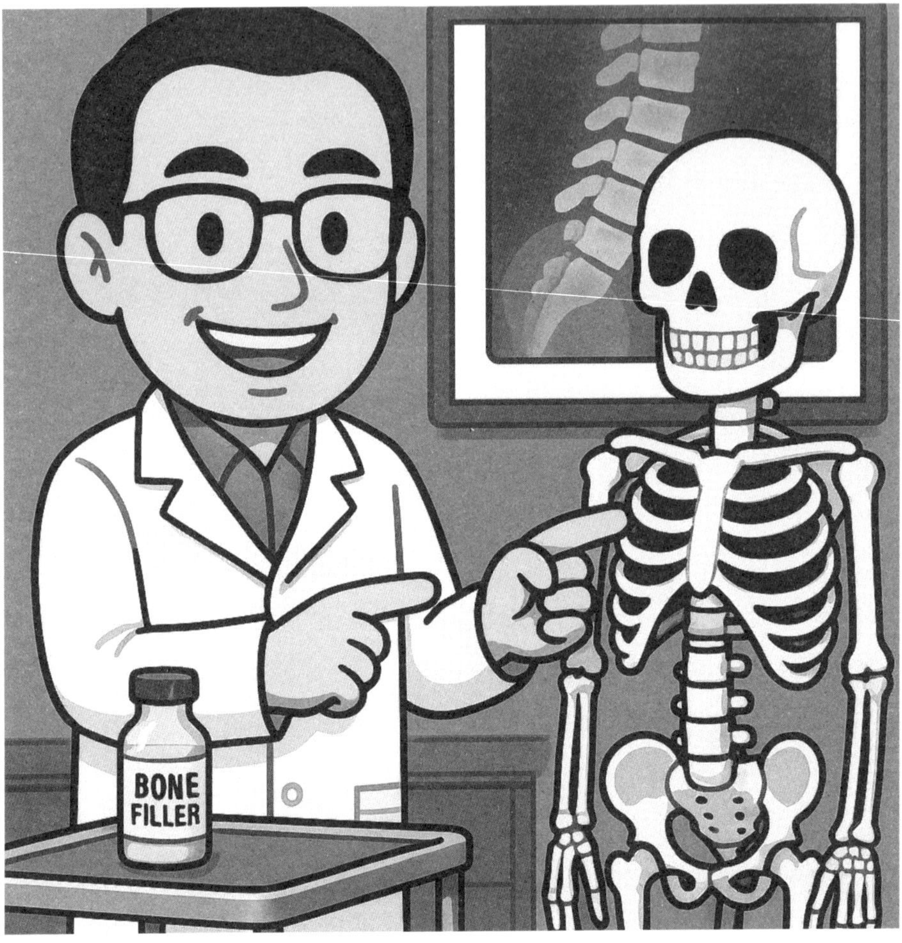
BONE
FILLER

不能有失敗的可能性。」我沉默了一下，隨即反問大家一個問題：「大家有沒有興趣接受挑戰，來進行真的產品開發？ 而且這個骨填補材也不是創新的，我們只是根據市面上相關產品的規格，研發出工廠所需的製程，並將配方和製程移轉給廠商，協助廠商可以順利地生產，並且取證。如果拒絕了這個機會，那我們就不會有成果。我建議我們先分頭進行，研究一下廠商所提的硫酸鈣骨填補材，包含粉劑、錠劑、注射型等不同劑型市面上產品的狀況以及相關的參考文獻。可以的話，我們也估算一下所需要進行實驗的成本。我們先草擬一份計劃書，再來詳細討論。」

我射手座敢衝敢冒險的個性勇敢地鼓舞了同仁和同學們的鬥志，因此我們接了我們實驗室第一個非原本技術專長的技轉案，簽約日期起開始研究開發，依照研發時程的里程碑和進度跟廠商來請款。這和一般國科會所補助的研究計畫不一樣。國科會的計畫主要是在支持教授們的創新計劃，對於在特定時程內所需達到的技術指標，並不會強制性的規定，但是在產業界分秒必爭，時間就是金錢。這也是第一次我們實驗室學著在期程內需要找到不同的解決方法，不論如何就是要達標。後來我們從文獻上找到了如何從二水硫酸鈣轉換成半水硫酸鈣的方法，原則上就是利用高溫高壓的方式來轉換，但是進一步用X射線分析之後，發現轉化率並不夠好，必須要進一步地改善。再進一步參考相關文獻思考和分析後，我們在實驗室找到成功的製程，在一年內建構了粉狀、錠劑、以及注射劑型的硫酸鈣骨填補材。

廠商另外提供了一款國外進口的黏土型的骨填補材，醫師只要擠出後捏一捏便可以成形放到患者部位，但是碰到血水之後就會快速溶解，是美中不足的地方。這時廠商提出，若我們能研發出不會溶解的劑型，在市場上會非常搶手，因此也開啟了我們進行調整配方來達到此目標的一個新專案。以終為始的產學合作以及技術移轉，其實已經決定了研究開發案成功的DNA。

## • 研究的價值：從學術到產業應用的轉變

這次的專案是我們從專注在既有的人工關節磨耗研究，首次跨出進行其他的研究，而且一開始就是進行技術移轉。這次案例的成功也給我們很大的信心，只要目標明確有信念，其他的就是要想各種不同的策略，要有決心解決問題，在碰到問題時絕不隨意閃開，而是正面面對。這次的成功經驗也給我們實驗室的同學和同仁們無比的信心，接下來他們就非常勇於接受各式不同業界需求的專案。

## Take Home Message

學術研究的價值不僅在於發表論文，更在於產業應用的可能性。當機會來臨時，不要害怕挑戰未知領域，勇敢接受挑戰，才能開創新局。產學合作需要的不只是技術能力，更重要的是解決問題的能力與產業化思維。技術移轉與產學合作與學術研究不同，需具備明確的目標導向與時程管理。跨領域合作與學術人脈的累積，往往能為研究帶來意想不到的突破。

# 從擔任學校行政職到創業的心路歷程

## • 回到北科大：與校友連結的起點

我從二〇〇三年SARS那年回到臺北科技大學擔任助理教授，開始了一連串的職涯與人生探索，一方面開始建構我的實驗室，朝著教授升等的路邁進，一方面也在二〇〇五年結婚成家。同一時間，學校為了重視與校友間的關係連結和維繫，把校友聯絡組從一個二級單位提升到一級單位的校友聯絡中心。成立一級中心之後，組織增設兩個組長，因此有了較多的人力能夠維繫校友間的服務。初到校兩年的我，非常榮幸受邀擔任新設立的校友聯絡中心的基金發展組組長，開啟了我跟校友連結的一段生活。北科大透過校友聯絡中心的設置，不僅讓校友與學校保持聯繫，也創造了一個能夠互相支持與回饋的平台，進一步加深校友對母校的歸屬感與承諾。當年到北科大來工作，最大的誘因和吸引我的地方就是校友們在企業界以及產業界有著非常豐碩的成果，我希望擔任北科大的教職，也能藉此跟校友們多學習產業的經驗，這是我心中一直有的盼望。彷彿上天有聽到我的聲音，邀請我擔任此行政職，我當然義不容辭的就趕緊接下來。

第一次擔任行政職工作，其實主要任務就是代表校方參與各地區的校友會，代表校方與校友們多交流，多聆聽校友們的心聲，並持續報告臺北科技大學發展的近況。這段日子非常感謝學校長官們的提攜和指點，學到了許多行政工作的要領以及與校友交流的經驗，也非常感謝接觸到的校友們不吝傾囊相授，不管是在產業上的建議或是對於學校的期盼，都能夠直無不言、言無不盡。到現在我還是認為臺北科技大學的校友系統是全臺灣最綿密且最團結合作的，我想這也是造就北科大校友們在企業經營上能夠持續卓越的重要原因。

校友關係是一種重要的社會資本，能夠透過關係網絡來促進資源流動與知識共享。強大的校友網絡不僅對學校的發展有正面影響，也能夠為在校師生提供實質的產業連結與合作機會。在擔任校友基金發展組組長期間，我親身體會到，北科大的校友關係極為緊密，彼此之間有高度的互信與互惠，這正是學術機構能夠長期維持競爭力的關鍵因素之一。

## • 轉戰創新育成中心

擔任兩年的校友基金發展組組長之後，謝謝李祖添校長給我的機會，二〇〇八年轉而擔任學校創新育成中心主任。從創業生態系統的角度來看，大學扮演著創新與技術轉移的重要角色，透過創新育成中心的運作，學校能夠提供初創企業關鍵資源（如技術支援、實驗設備、專業顧問等），協助中小企業縮短研發週期，提升市場競爭力。大學、產業與政府之間的合作對於創新生態系統的形成至關重要，而育成中心正是這種合作模式的具體實踐。

當時北科大育成中心是學校彈性編制的一級單位，主要任務為學校與外界中小企業的溝通窗口。創新育成中心當時是校內最具商業思維的單位，主要預算由經濟部中小企業處的創新育成計畫提供，同時需要搭配廠商配合款以及學校中心自籌款的款項。當時學校的做法是提供位於學校大門正對面的精勤樓（最早以前是學校宿舍，現在已改建為先鋒科技大樓）作為企業進駐的培育室，學校並不另外提供經費來作為中心配合款，我們根據每年企業進駐的房租和產學合作費用，加上前一年的結餘款做為學校中心自籌款來申請中小企業處的創新育成中心的補助款來營運。

我記得剛接手時中心只有兩位同仁和一位經理，其實管理廠商的進駐日常事宜就已經非常忙碌，但是我總覺得我們需要多做一些主動的協助來吸引中小企業多利用學校實驗室的能量以及資源，來提升臺灣企業的技術實力。

## • 打造育成網絡：讓競爭轉化為合作

接手育成中心主任兩個月後，偶然間我看到中小企業處發出了一個標案，徵求育成網絡負責中心的招募。其實全國的育成中心的起源就是經濟部中小企業處，當時廣發補助款給各大學院校來設立育成中心，目的就是希望充分運用學校的研發資源來協助中小企業的技術發展。但是各學校育成中心在年末都得交出成績單，主要績效包括進駐育成中心的廠商家數、產學合作案、技術移轉案等等。我們知道各大學的專長領域其實不盡相同，例如北科大就專精在工程技術，政治大學可能就是在商業管理等方面，但是為了拼績效，已經接觸要進駐的育成中心廠商，各大學的育成中心很少會將公司轉介到其他學校，因此公司所得到的輔導協助便有所侷限。為了化解各大學育成中心只為競爭而沒有合作的現象，中小企業處提出了育成網絡的概念，增設了包含資通訊產業、綠色產業、生技醫藥、文化創意等幾個育成網絡，每個

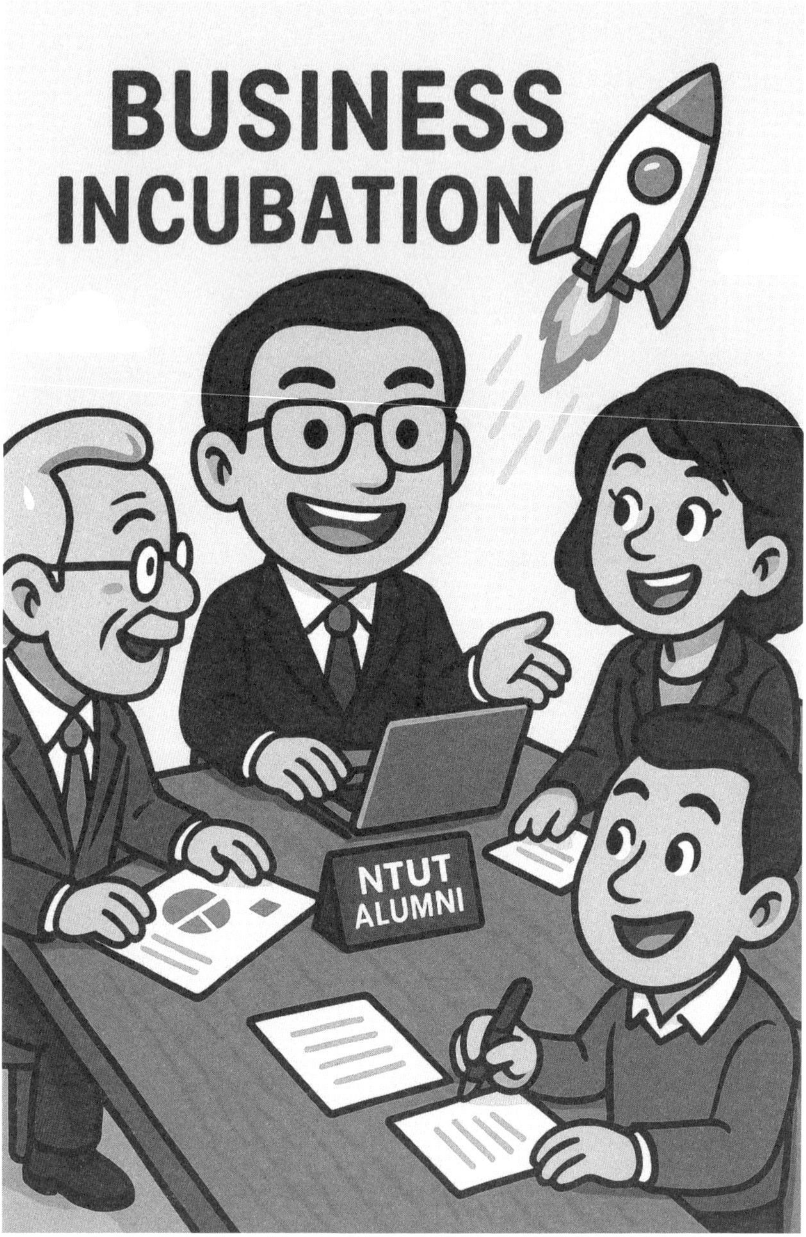
BUSINESS
INCUBATION
NTUT
ALUMNI

網絡由一個學校來主導並召集一、二十個育成中心來擔任網絡成員，彼此間的輔導資源可以共享，讓競爭化成合作，讓育成廠商能夠得到最大的幫助。當時我深覺這是一個機會，雖然甫擔任育成中心主任，我便召集了經理和同仁，著手進行計畫書的撰寫，也非常幸運的成功地為臺北科技大學創新育成中心拿到了「綠色產業育成網絡計畫」，讓我們中心運作的經費多了兩倍。

## • 商業經營的第一課：資源決定執行力

成功取得「綠色產業育成網絡計畫」後，我們獲得了更充足的資源，使我們能夠增聘四位新同仁，並進一步強化與網絡成員育成中心的互動與合作。這不僅提升了我們的營運效率，也讓更多中小企業受惠於北科大的技術資源。這段經歷讓我深刻體會到，資源的掌握與運用，往往決定了一個計畫能否順利推行，甚至影響組織的長期發展。

在這次的育成中心經驗中，我學到的關鍵點是：有好的計畫固然重要，但成功取得資源，才能建立執行力，真正推動計畫落實。 當我們爭取到「綠色產業育成網絡」計畫時，不僅獲得額外的經費支持，也得以擴編團隊，提升工作效率，並與更多企業建立夥伴關係，使我們的影響力更為擴大。這讓我體會到，在資源有限的環境下，如何爭取與分配資源，並最大化其效益，是一個領導者必須具備的關鍵能力。

**Take Home Message**

校友關係是學校最重要的社會資本，能夠帶來長遠的價值。關係行銷在學術機構中的應用，能有效提升校友參與和歸屬感。大學在創業生態系統中扮演關鍵角色，應積極推動產學合作。資源決定執行力，成功的計畫需要有穩固的資源支持。

# 醫材開發執行力

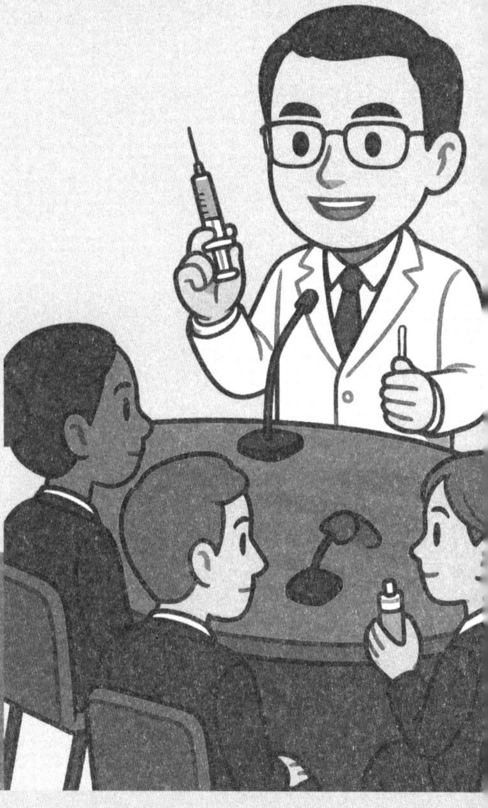

# 醫療器材快速開發的概念：從辦桌文化看跨領域整合

## • 醫療器材開發的關鍵環節

大家都知道，醫療器材因為是使用在人體上，所以「安全」和「有效」是最重要，法規的門檻非常的高，從工廠的品質管制、生物實驗的安全性、動物實驗的功能性，甚至要執行人體的臨床試驗，都非常的複雜。特別是醫療器材的商品化，不僅包含材料工程或是化學藥品的議題，也牽涉到工廠自動化、工業工廠的管理、動物實驗的規劃，還要處理動物實驗的倫理問題，近年來甚至有動保團體還會抗議用太多動物做實驗，是犧牲性命的事情，非常不人道。最後，在執行臨床試驗的時候，需要遵循的標準程序一個也不能疏忽，否則做完的實驗都不會被承認。

所以開發一個醫療器材，從頭到尾所需要的人才，包括了醫生、科學家、工程師、化學家、獸醫、生物化學家、律師、統計學家等等。這麼多人必須要通力合作證明醫療器材的安全性跟有效性，然後才有可能取得醫療器材證照，允許使用在人體上。怎麼樣能夠執行如此複雜的工作，並且毫無疏失，又能夠非常的快速，就是醫療器材快速開發最困難的地方。

醫療器材的開發，從臨床上的需求設計開始，常常是醫生在治療病人的中間有個想法，然後就必須要有工程師的參與，畫畫設計圖，選擇適當的材料或是化學試劑。比如說我們開發的一個倒鉤縫線的產品，其實就是一般的手術縫線上面有一些倒鉤，在內視鏡的微創手術中，醫生就可以不需要打結，只要輕輕一勾就可以固定縫線和組織。在醫美的線拉提手術當中，倒鉤也可以固定並提住病人的臉部組織，而達成臉部拉提的效果。醫生根據臨床手術的需求訂出縫線的長度、粗細、倒鉤數、倒鉤大小等規格，接著就由工程師接手，設計出切割倒鉤的機器，生產出不同設計的倒鉤線，然後進行豬肉組織的拉提試驗，並測試拉提的力道以及倒鉤能夠承受的力量。當規格確定有效並且能夠重複製作出一樣的縫線時，其實就已經完成了品質系統的要求，但是未來如果市場上需要更大量的時候，就會需要進一步投入自動化機台的生產，來滿足市場上的需求。

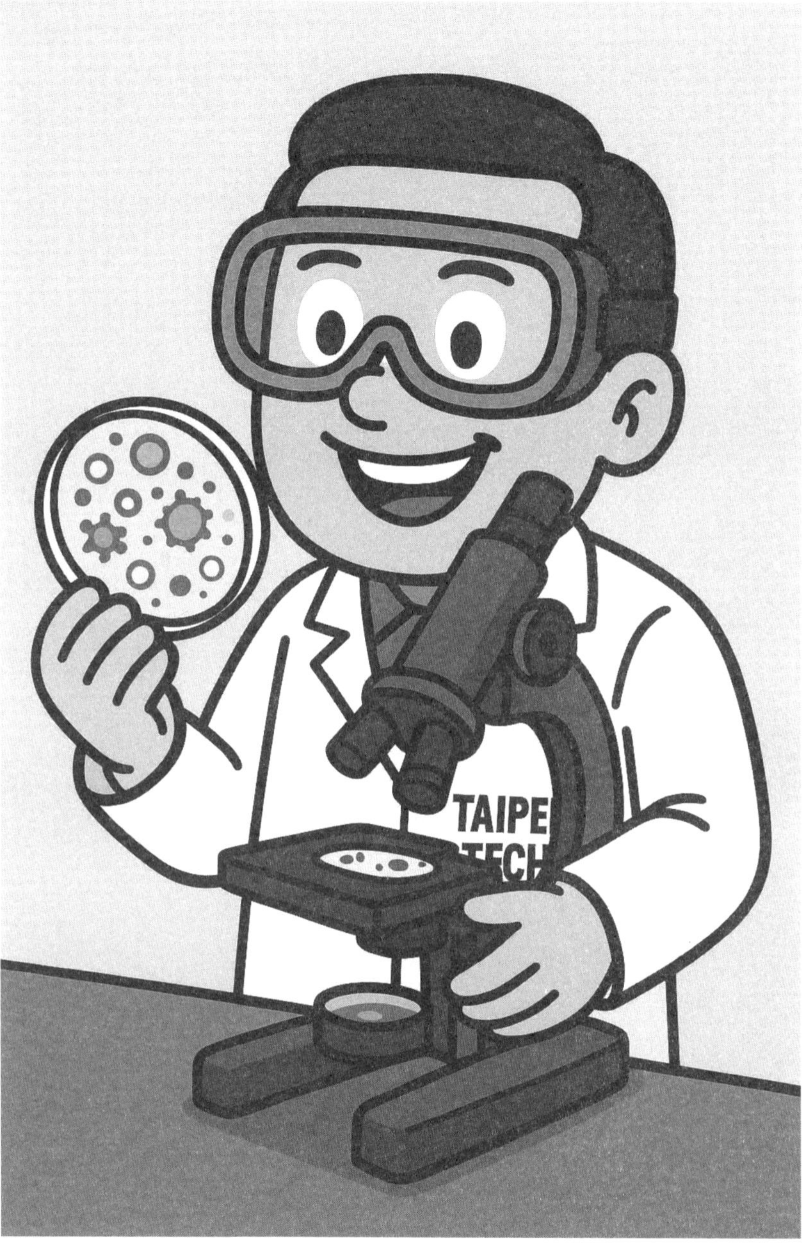
TAIPE
TECH

我們的做法是在能夠滿足品質化生產之後，就快速導入衛福部所要求的優良製造規範，委託專業並符合ISO-13485及QMS的醫療器材代工廠，根據我們所設計的原則來建立相關的品質文件，及早進入試量產的階段，並進行滅菌確效的工作，確保產品是乾淨無菌的，然後把已經滅菌好的產品，進行細胞或是動物的生物相容性試驗，確保植入物到人體內是安全的。這整個產品的優良製造過程，也都需要得到政府的認證後，才能接著進行這個產品的功能性試驗。

動物實驗是功能性驗證最常見的方法之一，但是近年來世界的趨勢希望減少動物實驗量，所以近年來也鼓勵設計相關的化學和機械測試的實驗，來進行功能性的比對。但如果材料是新的化學成分，或是產品宣稱的是醫療新功能，就免不了要執行人體的臨床試驗。執行臨床實驗時，必須依據臨床醫學的需求，訂定考試及格的標準，然後配合單盲或是雙盲的實驗設計，獲得公正客觀的人體試驗結果。相關的執行程序及標準都非常的高，因此通常從申請到執行完畢所花費的時間也非常長。舉例來說，我們開發倒鉤縫線的時間大概是八個月，執行生物相容性以及優良製造生產的認證大概要耗時一年半，但是如果需要執行人體試驗，從申請到執行到解盲得到結果的時間大約要二至三年。所以，我們若要加速整個醫療器材從設計製造生產到取證可以上市在臨床上使用，該怎麼做呢？每個工作都不一樣，又有上下游接力的概念，要怎麼樣來開發一個新設計又符合臨床需求的產品，並

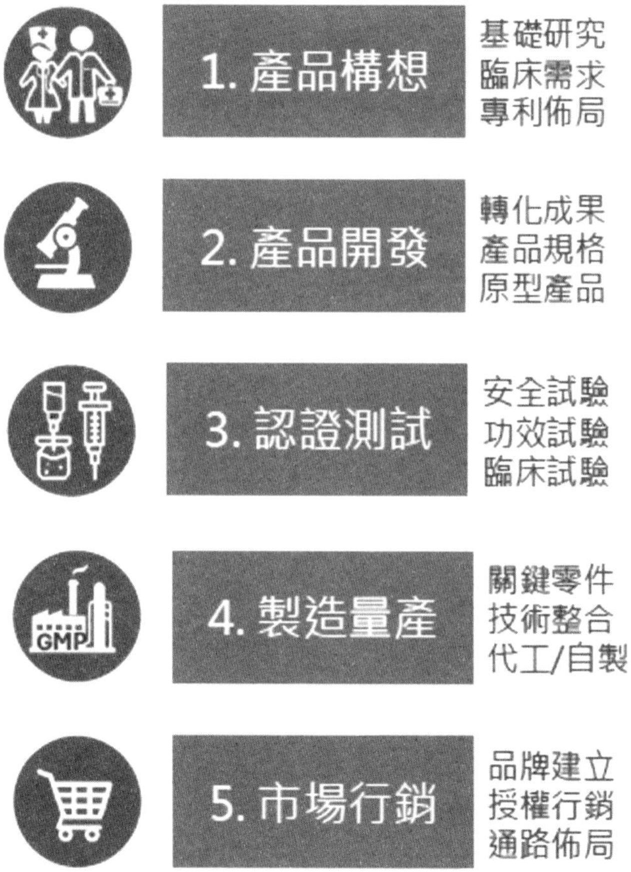

| 階段 | 內容 |
| --- | --- |
| 1. 產品構想 | 基礎研究　臨床需求　專利佈局 |
| 2. 產品開發 | 轉化成果　產品規格　原型產品 |
| 3. 認證測試 | 安全試驗　功效試驗　臨床試驗 |
| 4. 製造量產 | 關鍵零件　技術整合　代工/自製 |
| 5. 市場行銷 | 品牌建立　授權行銷　通路佈局 |

且能夠快速導入製造以及認證的過程，其實需要發揮創意，找到好的整合模式來加速醫療器材的開發流程。

## • 辦桌文化的奧妙

我記得小時候常常回阿嬤的鄉下老家參加殺豬公祭典的活動，當場就有總舖師辦桌宴請各方親朋好友。這種辦桌菜色都非常的豐盛，一桌酒席都是至少十道菜以上，從佛跳牆、烏魚子、龍蝦、牛排等菜色應有盡有。特別的是，你有沒有覺得上菜都特別的快，吃完冷盤龍蝦海蜇皮，馬上就上了魚翅湯，待會烤烏魚子和佛跳牆就陸續一直上來。席間也會有很多阿公阿嬤就急著拿塑膠袋打包，吃東西和包東西的速度都還比不上總舖師上菜的速度。數一數總舖師和阿嬤級的助手總共也不過五、六位，通常都可以應付二、三十桌以上的酒席，菜上的快又好吃，真是大快朵頤。反而常常到一些新的餐館去吃飯，不過點了五、六道菜，等了半天一道菜都沒有上，還要一直請服務生去催廚師，上了一道菜之後再隔十五分鐘後才上菜，越吃越餓，整個興致都沒有了，便發誓以後一定不會再來這家餐廳吃飯。你如果去看一下這些餐廳的廚房，常常就只看到老闆兼廚師一個人在剁菜炒菜，煎牛排，煮湯，還要擺盤，然後他們的菜單又非常的多元，每一桌的客人點的菜都不一樣，每盤菜的份量又都只有一點點，一個廚師老闆怎麼可能忙的過來呢？

反觀你到殺豬公的辦桌餐宴，你會發覺有阿姨專門是在剁菜切菜，蘿蔔絲、小黃瓜一直到大白菜，然後最後切水果，刀子不停的上下擺動。有個阿伯是專門在負責一座至少五、六層以上的蒸籠，先蒸預先放好配料的魚翅湯，之後再把預先準備好的油飯拿進去蒸，接著就是香菇雞湯，一道菜接著一道菜，絲毫都不讓蒸籠閒著。另外一個師傅專門是大火熱鍋熱炒，炒青菜，悶燒鱔魚，甚至黑胡椒牛柳，全部都從一個熱鍋上來產出。最後你發現一桌十道菜只要有這三個阿姨、阿伯和師父就完全可以做完了。早做完菜的還要去幫忙端菜，最後上完菜之後也一起來幫忙收碗盤，整組辦桌的班底人數真的不多，這樣下來，每個人辦桌完賺的錢也分得多，是一個非常有效率的美味大餐流程。菜色要設計得好，食材又要準備的充分，烹煮的流程也要非常的順暢又要迅速，更重要的是還可以降低成本提高收益，總舖師的辦桌是一個經典的案例。

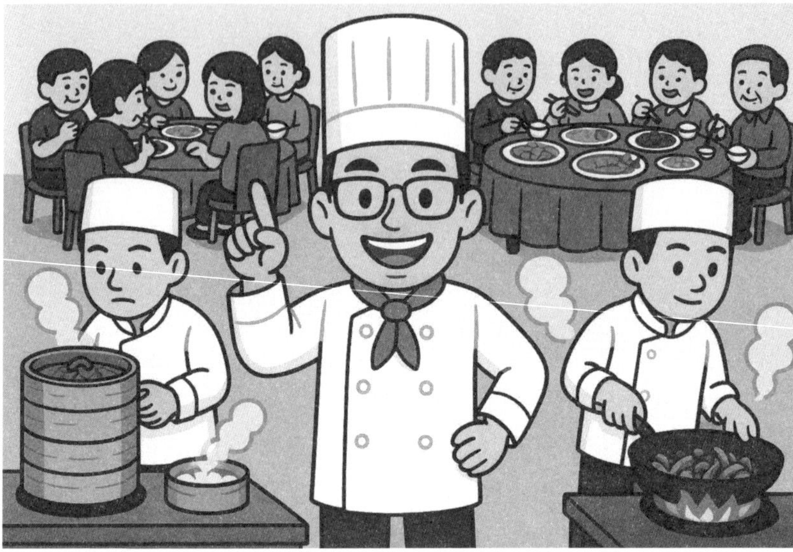

## • 臨床需求與產品設計：醫生與市場的角色

因此，我們建議一個成功的醫療器材開發案，必須要先進行分組。第一組包括醫生和銷售通路商，他們必須決定醫療器材設計的規格，判斷是不是能夠滿足臨床上的使用，以及與市面上既有醫療器材產品的差別，進而訂出具有競爭力的醫療器材產品規格，甚至進一步還要計算出這個產品的銷售價格、銷售數量以及獲利的比例是不是能夠讓團隊的合作夥伴都有意願投入。

就像總舖師的團隊裡，一定有個跟左鄰右舍很熟的阿嬤、阿姨或是村里鄰長，他知道鄉民的需求以及餐宴上菜色的口味，訂出適當的菜單和價位。配合不同的場合，結婚有結婚的菜色，送神有送神的菜色，還願有還願的菜色，太多或太少都不適合，一定就要剛剛好，如此一來做出口碑，生意從這個鄉做到隔壁鄉、隔壁縣，做到全省，甚至做到旅美的僑胞回國都指定要吃，這就叫做成功。

## • 研發與製造：材料科學與工程技術的整合

醫療器材開發案的第二組人員，應該包括相關領域的科學家和工程師，以倒鉤縫線為例，我們需要懂得高分子材料的化學家或化學工程師，我們也需要懂得如何切割倒鉤的機械工程師，我們也需要懂得架構和製作機台的自動化工程師和軟體工程師。這就好像辦桌的團隊中，有人要負責食材的準備，好吃的香腸必須要有好的豬肉來源，連同絞豬肉的大小以及灌腸的手法和飽滿度也都非常重要。另外，有人要負責蒸籠燒水的控制和蒸氣的強度，以及熱炒鍋爐的尺寸和瓦斯火力強度的調整，不然銀絲捲沒有蒸熟或是牛肉炒得太硬，賓客酒過三巡後是會翻桌的！

## • 生物相容性與功能性測試：確保產品的安全與有效

醫療器材開發的第三組人員，包含負責各項標準測試的夥伴，例如負責生物相容性的動物實驗機構，小至細胞培養，然後利用小鼠、大鼠、兔子、迷你豬、山羊、馬匹等等都是實驗動物的種類，必須仰賴獸醫師或是醫師來負責開刀執行試驗，也必須符合動物倫理事業3R原則（Reduction, Replacement, Refinement），充分照顧好實驗的動物的飲食作息，並依照時間規劃進行相關的檢測。

我們發展的倒鉤縫線就必須植入老鼠和兔子體內，來看看牠的過敏反應以及急慢性的毒性，並觀察在體內分解的時間以及線材的強度，如此一來才能確保倒鉤縫線的安全與有效。就好像總舖師總是拿著一雙筷子和一根湯匙，對於剛調理完的料理先嚐嚐，太鹹太淡都可以調整，蒸不熟的繼續蒸，肉已經太硬了只好丟掉重新煮，才能確保賓客吃了之後舉大拇指說讚！

## • 法規認證與量產：如何加速醫療器材開發？

要想達到快速開發醫療器材，最重要的是要有一個擔任整合的總指揮，能夠下指令決定工作項目的順序，必須知道哪一些困難的事情得先做，例如花很多時間的備料得先購買，需要長期動物實驗的試製醫療器材一定得及早準備好；快速取得醫材證上市之後，可以規劃再進一步擴充自動化設備以提升產量。這種先求有再求好的策略，才能讓創新的醫材快速地在市場上被接受，並逐步地擴充市佔率並廣為被醫生使用。

就好像總鋪師從辦桌一開始，就指揮著桌椅要怎麼擺設，蒸籠要放在哪裡，食材何時從冰箱拿出來退冰，如此好的設計也能夠確保各項菜品能夠準時上桌，並且保持最佳的新鮮度，甚至在婚宴上也要配合新郎新娘敬酒橋段的時間。辦桌真的是一個跨領域工作的最佳化具體表現，我們的老祖宗有著聰明智慧。二十一世紀的我們，應該充分整合我們在醫療和工程上的優勢，運用「以終為始」的精神快速有效地開發醫材，開發出既實用又創新的醫療器材，建立國際品牌，造福全世界的人類。

## Take Home Message

成功的醫療器材開發，關鍵在於「整合」與「效率」，導入辦桌精神，靈活應變與高效執行，像總舖師辦桌一樣，事先規劃、流程最適化、資源充分整合，才能確保「上菜（上市）」速度與品質兼顧。只要掌握這些原則，臺灣醫療器材產業就能持續創新突破，打造國際級品牌，讓全球病患受惠！

# 快速開發倒鉤線的成功經驗

## • 從學術界到產業界的第一步

二〇〇八到二〇一三年間，我擔任臺北科技大學創新育成中心主任，這一段在學術界裡的商業歷練，讓我在專業的化工與醫工知識之外，學習了許多商業創新以及新創事業的模式，擔任中華創業育成協會副理事長期間，二〇一一年也代表臺灣到南法的Tulon，應邀在歐盟的商業發展聯盟（EBN, European Business Network）年會發表演講，推廣臺灣中小企業的成功經驗，也行銷小而美的美麗福爾摩沙，也參與了包含櫃買中心的上市櫃公司審查等工作，二〇一三年卸任育中心主任之後，也收到朋友的邀請，擔任上櫃公司的獨立董事，自己內心的聲音和一路上職務上的安排，也指引著我朝著產業發展的路來邁進。

期間許多業界人士擔任中間者，希望我提供有潛力的技術到市場上進行募資，那時幾乎都是配合的角色，忙進忙出，雖然充實，但是又覺得沒有一個穩定的進步方向。在與太太商量之後，並在工研院擔任市場分析工作的好朋友的鼓勵下，憑著一股衝勁，決心創業，二〇一四年在竹北生醫園區共同創立了方策科技股份有限公司，希望能夠技轉我們許多在北科大發展出的生醫材料技術，擔任第二棒，開發出原型，並將產品推到市場上。公司的資本主要有我和幾個朋友增資來組成，原則上都沒有支領人事費，但是初期支付北科大的技術移轉費用和進駐了竹北生醫園區，建構了包含無塵室的產品開發空間，第一次體會到燒錢的速度和資本對於新創公司的重要性，心中其實焦急著公司的未來和解決的策略。

## • 從醫美需求到可行性評估

我一直以來與許多醫院的醫師和醫療企業界建立了夥伴的關係，常常是我們諮詢他們的臨床醫療意見，或是我們針對公司所需要的技術提供顧問輔導，在一個偶然的機會裡，與幾位醫美診所的院長聊到了當時從韓國流行到臺灣的線拉提手術，線拉提手術需要使用倒勾的生物可分解縫線，當時都是借用在微創手術使用的倒鉤縫線來施行手術，但也有少數是不法的水貨，直接從製造廠拿非法無醫材證的產品使用，安全性可慮非常危險。有一次謝醫師隨手拿了韓國的拉提線給我參考，問說：「方教授，你有信心和方法開發出我們自己的產品嗎？我們先前找了國內的研究機構和大學，都沒有人有信心，能夠快速開發並取證倒鉤線產品。」當時我心中第一個問題其實和製程技術都無關，我先詢問了有關於線拉提手術在目前市場上的發展以及產值，並且了解了市面上產品的市佔率和使用方式，以及倒鉤線的進院、代工廠和醫院的售價，從市場競爭面和成本面評估開發這項產品的可行性，先確認商場上的競爭力後，我索取了一條韓國的倒勾線回到實驗室評估，先使用光學顯微鏡觀察，我們馬上就了解到這倒鉤線是用切割的方式所產生的，而且精度大概在幾百個微米，判斷我們可以突破這技術門檻，於是就勇敢地接下了方策第一個國產品牌醫材的開發案。

## • 從概念到原型：快速試驗與設備開發

工欲善其事，必先利其器，這案子到我頭腦中的第一個念頭就是先架設一個手動機台，來初步證實我想利用微切割的方式產生倒勾的製程是否可行。隨即就從身邊的朋友探聽到新竹那邊的一個師傅，請他先快速架設一台手動機台，可以簡單地用游標尺和為微控制角度的平台來調整在縫線上面切割的角度和倒鉤的距離，並架設一個簡單的彈簧切割裝置，可以控制切割的力道。我還記得我扛著這一台手動機台在過年期間在家裡試驗（當年我們家小朋友也有幫上忙呢！），其實只是經過了一兩天的試驗驗便證實了這方法的可行性，隨即我也請這師傅透過組裝伺服馬達和控制軟體，組建一台自動化的倒鉤縫線切割機。同時馬不停蹄的尋找之後可以協助代工的醫材GMP工廠。

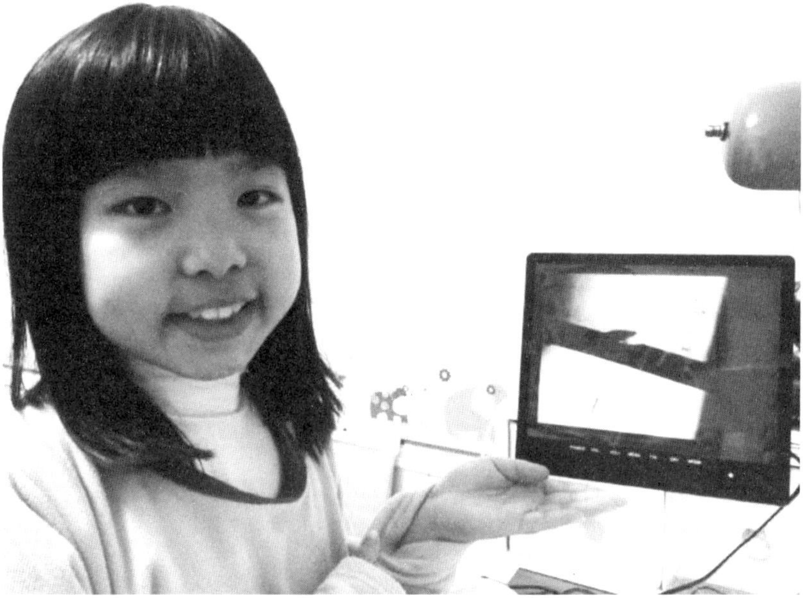

我構想中快速商品化的流程就好像我是室內裝潢的設計師，把最終產品的規格透過和醫生及通路商訂定，然後分析製造的流程，一方面測試可行性，快速建立標準製程所需要的機台，另一方面也尋找代工廠的夥伴。更重要的是，要先根據醫材的規格擬定出醫材商品化的流程和測試項目，例如是二類類似品的醫材，在功能性上需要與市面上已有的產品對比，而三類醫材或是新醫材通常需要較完整的生物相容性測試、功能性體外和動物試驗，以及高風險性與新醫材所需要執行的臨床試驗。

六個月後，我們把開發好的自動化縫線倒鉤切割機台，建制在醫材代工廠內，並開始訓練操作人員使用機台的標準作業流程（SOP, Standard Operation Procedures）。一切就緒後，就開始進入試量產的工作。我們從亞洲兩個鄰近國家採購了PDO縫線，試量產一批後，送去EO（環氧乙烷）進行滅菌，並進行滅菌確效的工作。隨即根據ISO-10993的規範送交動物實驗，進行生物相容性的測試。第一批的結果竟然出乎我們意料，生物相容性試驗沒有通過，PDO線材也出現了大量褪色的情形，心中是一陣驚訝，在市場上購得的醫療級縫線，竟然會出現如此不堪的品質，當下只好再度尋求PDO線材的供應商，後來從比利時的老牌工廠購得不同粗細的縫線，還好最後都符合我們的要求，總算完成試量產的工作。

生物降解性的植入物根據法規都需要執行動物的植入性試驗，紀錄不同時間下分解的程度，因為市場上已經有許多可分解縫線產品，衛福部針對降解性的縫線已經訂有測試規範。我們把試製完成的縫線經由手術放到動物的皮下，並在不同的時間點犧牲動物，取出縫線稱重並計算出分解速率，這是未來產品上市後，在產品說明書中一項非常重要的資訊。就在我們將縫線一一植入動物後，衛福部食藥署就這麼恰巧剛好的公布了一份可分解性縫線植入試驗規範的修正案，規定不同時間點取出的縫線，不僅要稱重，還要進一步測試線材的張力強度。這下子我們又得趕緊多生產一批線材，並植入更多動物，才能滿足測試規範的要求。

在相關生醫材料商品化的過程中，許多實驗非常的耗費時間，以植入試驗為例，此線材完全降解的時間大概六到七個月，若是實驗設計不到位，動物隻數不夠無法滿足生物統計學上的要求，報告就不被承認，重做一次就至少得再耗費半年以上的時間，因此不得不特別謹慎，才能讓整個測試流程順暢，否則功虧一簣就可惜了。

## • 進入試量產階段：法規與測試挑戰

在此同時，我們試製的縫線必須選擇進行產品保存期限（架儲期）的試驗，最準確的是實際老化的實驗，將產品放在設定的保存環境中，測試產品的功能性可以維持的時間。或是執行加速老化的實驗，透過高溫或是加壓的環境，來模擬加速老化的進行，能夠大幅縮短試驗的時間。

目前市面上倒鉤線的產品保存期限是兩年，醫材產品的販售通常和食品類似，若是快接近效期的產品，醫院通常就會退回請求更換新產品，所以效期長在通路的販售上是很重要的。但是，我們若採取真實老化，就要執行兩年，產品無法快速完成試驗並上市，而初步加速老化的實驗，我們又無法說明其反應的真實保存時間。於是我們勇敢的下了一個決定，把真實老化六個月的樣品拿出來測試。通過實驗，我們便先宣稱效期只有六個月，以先求有再求好的策略，規劃先快速取得二類醫材證。這項開發案從簽約開始到取證只花了不到兩年半的時間，我們對於第一個醫材開發案的成功達標，成就滿滿，也大幅建立我們的信心。

## • 以終為始的彈性取證策略

我們成功協助合作廠商取得臺灣本土倒鉤PDO可分解縫線的第一張證照，可以使用在傷口縫合上。在坊間的診所，可以透過病人同意的方式，使用在顏面的拉提手術上，這是所謂的off-labeling use，但是醫學中心通常希望廠商再增加更多的功能性試驗，進一步增加倒鉤線顏面拉提的適應症。

在現行臺灣法規的規定下，要增加新的適應症，若是市面上沒有類似的產品，會被判定為新醫材，通常需要進行臨床試驗來證實新提適應症的有效性。因此我們著手進行臨床試驗的規劃，我們與醫學中心的整形外科醫師合作，跟他們說明了我們自有品牌倒鉤縫線的設計以及現有的產品，希望搭配醫學中心來進行臨床試驗，以便取得顏面拉提適應症的新醫材證。

臨床試驗首先要規劃出手術的流程以及測試的方法，特別是手術後如何測量其效果，並用量化的數據呈現，是一大挑戰。我們結合了市面上測量影像變化的掃描機台以及軟體，成功地建立了拉提後顏面拉提效果的量化數據的量測方式，並根據生物統計的原理，計算出需要執行的臨床手術

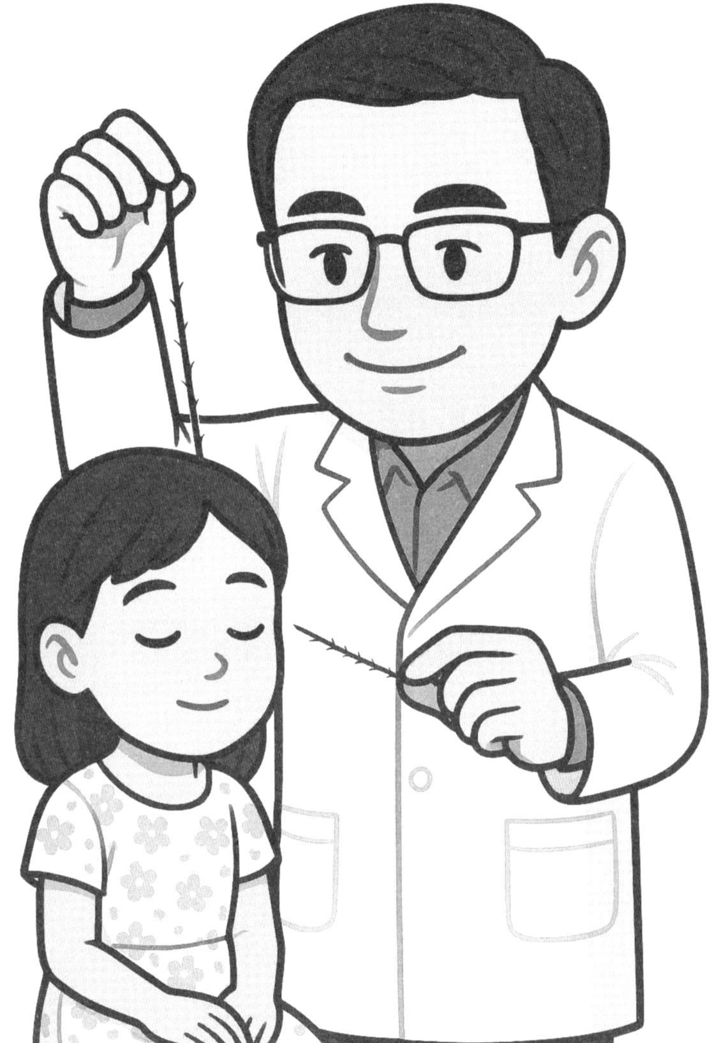

的數量，而且臨床試驗的設計必須符合GCP（Good Clinical Practice）的流程，只要不符合流程，臨床試驗的結果是不被承認的。這是一項跨領域的整合工作。臺灣一般協助藥物臨床試驗的服務公司，對於醫材的臨床實驗並不熟悉，所以我們團隊就著手自行來撰寫臨床試驗計畫書。

## • 市場競爭與策略調整：韓國競品的衝擊

沒想到市場上瞬息萬變，我們臨床試驗計畫書撰寫到一個段落之後，聽聞韓國有一個同樣以PDO為材料的倒鉤線材，不僅取得倒鉤縫線的證照，也在美國食品藥物管理局（FDA）取得顏面拉提的醫材證，正有代理商準備引進臺灣並取得臺灣的醫材證。這個訊息讓我們改變了取證策略，規劃一旦韓國的產品取得臺灣的拉提線適應症後，我們就可以利用類似品比對的方式，不需要執行臨床試驗來取得具有拉提適應症的PDO倒鉤線。想要用這個方法來擴充我們的適應症，必須跟市面上的產品（也就是這一個韓國即將取證的線材）進行物化性質以及功能性的比對。因為一樣是PDO線材，在材料的化學成分上並沒有問題，然而我們需要進一步證明我們最終的倒鉤線和此類似品具有相同的顏面拉提功能，這是主要的難題。傳統的方法就是執行臨床試驗來進行比對，但是我們知道臨床試驗所花的時間以及資源都非常的多，在執行臨床實驗的時候，所有的手術費用以及醫院的花費都必須由廠商來負責，而且通常需執行兩三年以上才能完成。我們並規劃以體外測試的方式來比較我們和類似品的顏面拉提功能，但是現行的標準方法中，並沒有類似的測試標準，我們便著手和醫學中心的醫師一起進行測試方法的建立。我們首先使用豬肉來替代人體的皮膚，利用材料試驗機來進行倒鉤線植入後的拉提試驗，記錄下施力和拉提位移的關係。但是豬肉的取得和豬肉的材質的一致性其實很難控制，我們進一步用矽膠來取代豬肉，並成功地架設了此測試標準，也發表在國際期刊上，然後我們利用這個標準來比較我們和類似品的拉提能力，最後確認了我們倒鉤線材和韓國剛取證的拉提線材是具有同等拉提功能的，因此我們在韓國的線材取得臺灣拉提線的醫材證之後的六個月，我們也快速地取得了顏面拉提的新適應症，產品因此可以進軍醫學中心。

## • 以終為始：從市場需求導向產品開發

我們第一個開發醫材的經驗，秉持著以終為始的精神，在不同階段有不同的標的規格，根據法規的規範我們找到最快速的路徑，也因應市場上的變化，彈性的調整策略，非常幸運的能夠用最有效率的資源和時間達到目標。我們確認這種以終為始，從市場分析到規格制定，進一步再整合供應鏈廠商與夥伴來合作的方式，是可行的，並且能夠快速地產出具有市場競爭力的產品。我相信這種方法的推行，能夠升值臺灣自有品牌的快速開發，並奠定將來更多臺灣產品推向國際的基礎。

## Take Home Message

成功的創業來自對市場需求的敏銳觀察，技術可行性只是第一步，商業可行性更為重要。與產業內專家、醫師、通路商密切合作，有助於快速確認市場機會與產品定位。工欲善其事，必先利其器：開發醫材產品時，初期的小規模試驗對於驗證技術可行性至關重要。生醫產品的測試流程冗長，需做好時間規劃與法規風險評估，以避免試驗失敗造成開發延誤。市場競爭變化迅速，企業須保持靈活性，及時調整策略以保持競爭力。透過競品分析與法規策略調整，能夠加速取得市場資格，降低開發成本與風險。

# 生醫材料產學聯盟榮獲經濟部產業聯盟創新獎

## • 生醫材料市場趨勢與發展契機

隨著全球人口老化及人類壽命延長趨勢，生醫材料需求日益成長。根據歐洲委員會資料指出，全球生醫材料市場價值約二百五十億歐元，並以每年5%至7%的年增加率成長；組織工程技術衍生產品則約有一千億美元的潛在市場可開拓。龐大商機吸引各行各業進入這個市場，期望能分到一杯羹。然而生醫材料的開發並不容易，牽涉到許多專業領域，非僅靠單一力量可以完成。想要在醫材市場搶得先機，「單打獨鬥」太過曠日廢時，必須仰賴「打群架」模式，才能快速推出產品上市。有鑑於此，科技部於二〇一六年至二〇二三年間委託國立臺北科技大學「生醫材料工程跨領域研發中心」成立「生醫材料表面工程產學聯盟」，在我們團隊的運作下，整合校內既有的高分子材料、金屬材料、陶瓷材料、化學化工、表面科學、生物技術、蛋白質工程、生化工程及生物晶片等生醫材料開發資源，並且提供生醫材料產品上市流程資料庫的建置，整合法規、測試、市場等，打造一條龍服務。

## • 產學聯盟的整合與運作模式

「生醫材料表面工程產學聯盟」以北科大的跨領域技術能量為基底，整合醫材供應鏈上下游業者及醫學界資源，鎖定臨床需求及市場性，快速推出產品上市。參與聯盟的成員廠商多達四十餘家企業。另外，並與亞東紀念醫院骨科部、雙和醫院、臺北醫學大學附設醫院、三軍總醫院、長庚醫院、馬偕紀念醫院等醫療機構，以及塑膠工業技術發展中心等法人合作，提供業者「生物材料摩擦與表面工程」等核心技術，協助產業界進行生醫材料的開發與商品化。

聯盟秉持著「以終為始」的觀念，連結臨床需求。身為計畫主持人的我也特別強調：「醫材產品從開發、驗證、取證到行銷上市，需要不同領域的人才，而臺灣業界大多是中小企業，很難負擔跨領域的龐大成本。聯盟的成立可以協調業者分工合作，不僅能分攤投入風險，且能加速商品化。」「臺灣有很多厲害的技術，這些分散在電子、電機、材料、機械與生醫領域的研發成果，必須透過整合才能發揮綜效，否則很難在市場上佔得先機。」

從產品創意發想、協助建立符合ISO規範的研發工廠、成功銷售到臨床運用，聯盟提供完整協助，如此能讓業者有信心和勇氣投入醫材開發，且能少走許多冤枉路。這條路要走得順利，前提是選對開發標的，遵循原則是「以終為始」，也就是以臨床醫學需求來引導醫材的開發，確保辛苦做出來的產品有市場，所以聯盟的合作對象包括許多醫院。

## • 生物潤滑技術在醫材應用的創新突破

其中的一項技術亮點，我們導入生物潤滑技術來優化醫材。為了讓開發的生醫材料能真正派上用場，材料與生物體間的摩擦潤滑特性是重要的評估條件之一。生醫材料是指天然或人工合成分子材料，這些材料會被植入生物體中，或是與生物體結合，也可能被用做藥物傳輸系統用材料。無論如何，這些材料都會直接或間接與組織器官接觸，因此，了解材料與生物體之間的摩擦潤滑特性，這是開發過程中的重要環節。這就好像機械需要潤滑才能運作順暢，人體也是如此，某些機能的運作如果缺乏潤滑，就可能引發疼痛，甚至是失去功能。機械久了會因使用過度而有所損壞，同樣地，人體的潤滑系統也會隨年齡增加而磨損。例如，膝蓋軟骨會因磨損太過嚴重而需更換人工關節，但現今的人工關節材質一般僅能使用十到十五年，之後就需更換。不過，如果能將生物潤滑技術運用到人工關節上，就能達到術後保養的效果，延長人工關節使用的壽命，避免十多年後就得再次手術的困擾。

另一個例子是年輕人流行的彩色隱形眼鏡。在眼瞼與隱形眼鏡、隱形眼鏡與眼球的眨眼摩擦系統中，彩色隱形眼鏡所使用的材質與色素顏料，可能會造成蛋白質沉積物或色素粉塵的累積，導致過度摩擦角膜或眼瞼，造成眼睛發炎、紅腫、乾眼等併發症。

基本上，所有應用於人體摩擦系統中的生醫材料，都需要評估其生物摩擦潤滑特性。我長期帶領團隊投入「生物潤滑技術」的研發，針對器官所需的潤滑提出許多創新解方，可應用於多種植入性醫材的開發，包括人工關節、人工椎間盤、隱形眼鏡、人工淚液、牙植體、骨填補材和組織工程產品等。

此外，團隊也投入生物分子表面行為的測試技術開發。

人體具有與生俱來的生物感測能力，能透過物理構型變化、化學結構特性、分子引力作用等來辨識周遭環境或接觸的物質。因此，當人工敷料、抗沾黏材料、抗菌醫材等醫材與人體生物分子接觸時，也需要研究其相互作用的現象。例如，開發藥物輸送材料時，必須針對材料分子官能基與表面行為進行設計與控制，進而提高材料分子與標的人體生物分子的間的結合效率，並降低不特定吸附行為，以避免引起生物發炎反應。

## • 醫材商品化的挑戰與解決方案

整體而言，「生醫材料表面工程產學聯盟」是以「生物材料摩擦與表面工程」為技術核心，提供生醫業者四大技術服務，包括生物材料摩擦與表面工程測試、產學研技術轉移橋接、生醫材料商品化流程，以及醫療器材商品化人才培訓等，以協助產業界進行生醫材料的開發與商品化。聯盟廠商取得技術後，業者面臨的最大困境，是如何將技術商品化並加速上市時間。

據了解，一項生醫材料產品從研發到上市的生命週期，需投入大量成本和經歷臨床前和臨床驗證，以二類醫材為例，常需耗時三到五年，投入資金約新臺幣三千萬元不等，三類高風險醫材開發投入的時間與金錢更是二類醫材的兩倍。對中小企業而言，投資負擔很大，無法承擔任何錯誤，因此需從初期開始進行嚴謹的商品化流程佈局，聯盟可以提供協助。其中，針對現今產業最缺乏的產品開發和測試環節，以北科大生醫材料工程跨領域研發中心的技術為基礎，結合多家醫學中心的臨床醫學經驗、法人單位的醫材產品化經驗，以及顧問專家之法規實務經驗等，能為廠商提供研發初期所需的生醫材料商品化流程平台，包括臨床前測試、動物試驗、醫學應用評估、試量產、原型製作、法規諮詢等，加速產業研發成果的產品化。

## • 產學聯盟的實績與未來展望

我們以北科大生醫材料工程跨領域研發中心為核心，總共串連了七十七家產官學研醫成員，與二十八家醫療機構交流，總計有二百多間生醫產業鏈上中下游廠商受惠，此外並媒合東協國家超過三十五家國外廠商洽談，帶動新南向商機。值得一提的是，聯盟也與多間指標型企業組織簽署聯盟意向書，協助相關醫材以及生醫材料的開發。

整體而言，囿於國內生醫材料廠商多為中小企業，研發經費及人力有限，因此過去多僅能製造低風險醫療器材，或者是為國外醫材大廠代工，難以轉型升級。現在，經由「生醫材料表面工程產學聯盟」的群策群力，臺灣醫材業者得以跨入中高階醫療器材的研發生產，甚至是發展自有品牌。臺灣的醫材產業進步中，更有實力競逐全球醫材市場。

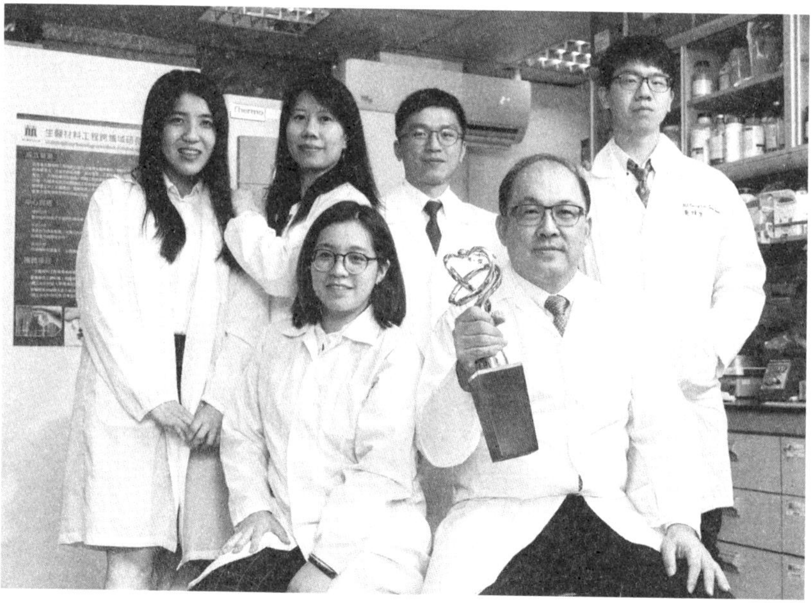

因此我們團隊獲得二〇一九年經濟部產業聯盟創新獎的殊榮，這項鼓勵是對於我們團隊運用研究資源於產業協助上能力的肯定，也是我們爾後創造新商業模式，推動快速醫材商品化的強心針。

## Take Home Message

全球人口老化及壽命延長帶動生醫材料市場快速成長，潛在市場龐大。生醫材料開發涉及跨領域技術，單打獨鬥難以成功，需透過產學合作提升競爭力。透過「生醫材料表面工程產學聯盟」，整合學術界、產業界及臨床資源，打造跨領域合作平台。醫材開發從研發到上市需投入高額成本與長時間驗證，對中小企業挑戰極大。產學聯盟透過技術轉移、臨床驗證與法規諮詢，降低開發風險，加速市場導入。透過群策群力，臺灣醫材產業有望從代工轉向自主品牌，提升全球競爭力。

# 從生物潤滑研究到角膜塑型片清潔液的開發

## ・從博士論文到生物摩擦學的研究與應用

我的博士論文研究的是生物摩擦學在人工關節上的應用，也因為博士論文的研究，把我從化工的領域帶進摩擦學和醫學工程的範疇。二〇〇三年回到臺北科技大學擔任教職後，一直在思考未來發展的研究領域，一方面開展當時在臺灣才剛起步的生醫材料研究，一方面希望延續非常特別的生物摩擦潤滑學研究。當初撰寫國科會計畫書的時候，總是糾結是要著手規劃非常熱門的生醫材料領域，例如當時最熱門的組織工程，還是提出我們實驗室特色研究，但是較為冷門的生物摩擦潤滑研究呢？

剛擔任助理教授時，最大的挑戰就是人力有限、資源不足，必須快速爭取研究經費來建置實驗室，讓學生能夠執行實驗，進而發表論文、獲取更多研究資源。因此，起步時的發展策略至關重要，影響後續研究是否能夠進入正向循環。為了降低風險、提高申請國科會計畫的成功率，我通常會準備兩個計畫：

一、熱門研究題目：例如當時主流的組織工程，聚焦於生醫支架材料或幹細胞研究，這類研究在全球都很受關注。

二、特色研究：生物摩擦學在生醫材料領域的應用。例如，我們開發了組織工程再生軟骨的摩擦潤滑測試流程，幫助比較不同軟骨再生技術的效果。

這樣的思維，後來成為我產品開發研究與基礎研究的雙主軸：

- 產品開發研究需要關注臨床市場需求，跟著世界潮流走是正確的方向。
- 基礎研究則是實驗室長期累積的技術與經驗，因此我對生物摩擦潤滑學的研究從未間斷。

## • 重建實驗室：人工關節磨耗與生物潤滑研究

在臺北科技大學建立實驗室後，我第一件事就是重建人工關節磨耗顆粒的生產平台，這是我在美國國家標準暨技術研究院（NIST）時所建立的技術。我們自行架設摩擦力測試機台與加速磨耗測試平台，並開展人工關節潤滑研究。

第一個研究計畫聚焦於關節液成分對人工關節摩擦行為的影響。我們分析了關節液中蛋白質、脂質、玻尿酸等成分對摩擦係數與磨耗的影響，希望找到降低人工關節磨耗的方法。

## • 生物潤滑劑的突破性發現

我們希望選擇已應用於醫療器材或藥物的成分作為潤滑劑，並鎖定多醣類分子，設計一系列實驗：

一、先測試單一成分對摩擦係數的影響。

二、接著嘗試雙成分、三成分的組合。

三、最終，我們發現褐藻酸（Alginic Acid）能有效降低人工關節的摩擦係數。

四、更驚喜的是，當褐藻酸與卡拉膠（Carrageenan Gel）搭配時，能進一步降低摩擦與磨耗，顯示出明顯的綜效性（Synergistic Effect）。

這項發現讓我們申請了多國專利，成為我們第一個生物潤滑專利配方。我們的構想是：未來人工關節置換手術後，病人可定期注射這種專利潤滑劑，減少磨耗、延長關節壽命，就像汽車需要定期更換機油一樣。然而，臨床上並沒有這樣的做法，醫師擔心頻繁注射會增加感染風險，也讓醫材廠商對這類潤滑劑的市場接受度較低。因此，我們決定觀察市場發展，等待合適的時機再切入。這段經歷讓我深刻體會到「以終為始」的重要性——產品開發不只要有技術突破，更要考量市場接受度與實用性。

## • 跨足眼科摩擦學：隱形眼鏡

同時，我們實驗室也在思考跨入其他科別的生物摩擦潤滑研究的機會。隱形眼鏡是臺灣出口的醫療器材中產值最高的一項，雖然臺灣自有品牌隱形眼鏡不多，但是本土以及亞洲市場或是幫歐美大廠代工的能力倒是非常的強。隱形眼鏡從早期的硬式隱形眼鏡，演變到後期的水膠軟式隱形眼鏡，以及高透氧的矽水膠隱形眼鏡，從月拋棄式，週拋棄式到日拋棄式的隱形眼鏡逐漸充滿了市場。臺灣在矽水膠的合成以及專利技術上還是落後歐美大廠，因此國內幾家大廠也結合學研單位，努力在開發自有的矽水膠隱形眼鏡配方。

各大隱形眼鏡廠商對於開發出來的新材料，其光學特性

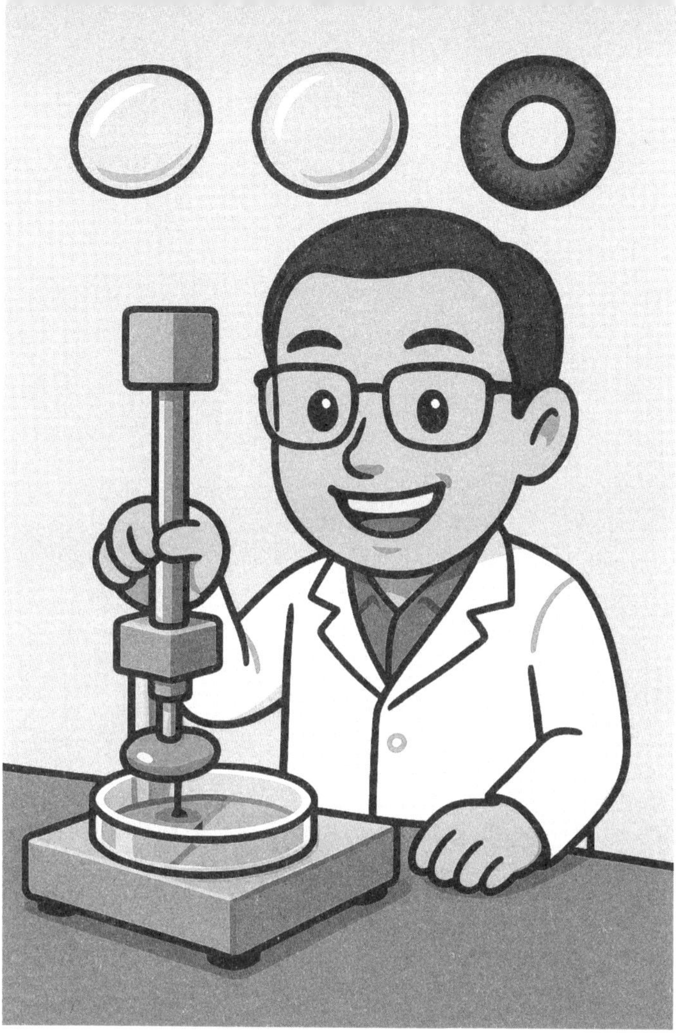

通常能夠控制得非常精準，但是佩戴到病人眼睛上之後病人是否舒適，通常有待於產品產出後進一步進行臨床實驗來調查，因此他們希望能夠找到並建立臨床前的試驗方法，來協助篩選適合的材料成為下一代的新產品。軟式隱形眼鏡病人配戴時的舒適度，通常跟隱形眼鏡本身的保水性、透氧量有

很大關係，這些都可以透過實驗室的標準測試比較。另外，剩下的就是配戴上隱形眼鏡之後隱形眼鏡與眼瞼內部的摩擦，會決定了佩戴時的感受。摩擦力太大，病人就會有乾澀的感覺。因此我們便投入利用體外測試機台來協助廠商測試他們開發出來的新隱形眼鏡的摩擦特性，提供他們決定最終材料配方的依據。也有國外摩擦測試儀的大廠與我們合作，一同來比較不同測試方法的差異性以及與臨床間的關聯性。我們也成功地協助並持續的幫助國內隱形眼鏡大廠，篩選出最後要進入市場的新材料。聽到這邊，大家是不是耳熟能詳呢？彷彿回到當年我在從事博士班研究時，協助多家人工關節大廠研發加速測試方法的情境！

## • 乾眼症藥水開發

我在國家衛生研究院生醫奈米所也擔任合聘研究員，因為我們建立了這項眼科產品的測試平台，也讓我一起參與了一項乾眼症藥水的開發。當時我們結合兔子的眼睛動物實驗，以及細胞培養的發炎試驗模型，開發了一項結合綠茶多酚等成分的乾眼症藥水配方，也獲得了專利。歷經多年，近期也技轉給廠商進行後續的眼藥水的開發。

我們同時測試此眼藥水配方的摩擦潤滑特性，並同時執行臺北科技大學與長庚紀念醫院眼科的合作研究計畫，一起探討眼科方面相關生物摩擦潤滑的研究，主要當然包含了乾眼症藥水對於病人眼睛乾澀的助益，以及隱形眼鏡保養液對於隱形眼鏡與眼球和眼瞼間摩擦的測試。我們同時探討了淚液中幾個主要蛋白成分對於隱形眼鏡摩擦係數的影響，無獨有爾的發現，越多的相關蛋白質吸附在生醫材料的表面，通常會導致摩擦係數的上升，在人工關節材料上是這樣，在軟式隱形眼鏡上我們也看到同樣的趨勢。

## • 開發角膜塑型片清潔液

在這同時，與長庚紀念醫院賴醫師團隊討論時，我們提出了是否達成商品化的可能。賴醫師認為，雖然我們了解了如何防止蛋白質吸附的方法，但是由於軟式隱形眼鏡現在都是日拋棄式，用後即丟棄，並沒有蛋白質吸附後可能會產生的一些組織發炎的問題，他進而建議我們轉向研究角膜塑型片的應用。

角膜塑型片是運用壓克力材料（PMMA）所製作的一種硬式隱形眼鏡，剛罹患近視的兒童，會在夜間睡覺前配戴，透過硬式鏡片施力於眼球上，迫使兒童的角膜曲率在夜間塑型至正常的光學性質，早上起床後取下角膜塑型片，通常能夠維持一整天讓兒童的視力可以維持正常。近年來的研究也顯示，角膜塑型片除了能夠矯正視力外，也有能夠減緩視力惡化的功能。角膜塑型片由於整晚佩戴，淚液中許多蛋白質會吸附在鏡片上，因此取下後必須以清潔液來清洗，晚上再佩戴。臨床上發現有許多孩童早上把曲角膜塑型片取下時，有黏著在角膜上的現象，強力拔開時會造成角膜的受損。也有許多兒童因為角膜塑型片清潔不乾淨，晚上長時間佩戴時造成眼睛的感染，此類問題大概也佔了佩戴者二至三成左右，是一個急需解決的問題。

因此，我們和國內最大的角膜塑型片廠商展開了國科會的產學合作。我們設計了角膜塑型片蛋白質吸附的實驗以及摩擦係數測量的方法，廠商也提供他們的角膜塑型片讓我們進行實驗。同時，我們收集了市面上常用的角膜塑形片清潔液，一一做實驗來記錄市面上的產品清除吸附蛋白質的能力。我們發現即使用手搓揉，還是有許多蛋白質持續累積在角膜塑型片上，這或許就是造成角膜發炎的原因。我們希望開發一款清潔液，能更有效去除每天從淚液吸附的蛋白，一方面降低眼球感染的機率，一方面也期望能夠降低夜間快速動眼期的時候，角膜與塑形片摩擦時可能造成的組織受損。

我們想到了當時研究人工關節潤滑液所用到的多醣分子的配方，雖然生醫材料的材質不同，我們從這個配方開始測試，然後變換不同的比例，我們找到了一組使用多醣配方的角膜塑型片清潔液，比市面上產品清潔效率高二到三倍。接著我們根據臺灣食品藥物管理署（TFDA）硬式隱形眼鏡保養液的指引下所規定的測試方法，檢測了清潔液的抗菌性、表面張力、是否影響鏡片光學性質等標準測試，進一步調整抗菌劑的配方以及劑量，最後滿足了產品功能性的每一項試驗，也進行了此配方的多國專利申請，進一步獲得國科會萌芽計畫的補助，往商品化以及成立新公司的目標邁進。

執行萌芽計畫期間，我們進一步計算此配方所需要的成本，才發現幾項關鍵多醣分子的原料非常昂貴，若以此來製作此產品，成本過高，雖然清潔效力很好，但是價格過於昂貴，在市面上可能失去競爭力。「以終為始」產品開發概念，就是以產品能夠廣為使用為目標，因此如何在功能性以及普及性上達到最佳設計，便是角膜塑型片能否成功的關鍵因素。因此，我們啟動了第二階段的研發工作，持續試驗調整關鍵成分比例所產生的成效差異以及成本上的變動，最終決定了具市場競爭力價格的角膜塑形片清潔液配方。其實最後產品的清潔力還是優於市面上的產品二到三倍，但是如果沒有經過這一段與成本價格有關的開發流程，我們可預見的是功能再好的產品上市，可能也無法被廣為使用，最後以失敗收場。

這次的產品開發案例，我們是以我們在生醫摩擦潤滑學的基礎出發，也借用過往多醣分子的專利運用在角膜塑型片清潔液，但是最後還是按照「以終為始」的思維來調整清潔液的最後配方，盡量降低產品失敗的風險，希望近期的將來我們能看到產品成功上市，解決廣大使用角膜塑型片學童們目前碰到的問題！

**Take Home Message**

研究起步時，需在熱門與冷門領域間取得平衡，才能提高成功獲得資源的機會，並建立長期發展的研究特色。基礎研究與應用研究可互補發展，基礎研究累積技術，應用研究則能回應市場需求。創新技術若成本過高，即使效果卓越，仍可能因無法普及而失敗。「以終為始」的思維至關重要，確保產品在功能、成本與市場接受度間取得最佳平衡。

# 從產學聯盟到建立「高值生醫材料研究與商品化中心」

## ・企業經營與醫療產業的學習之路

擔任了五年北科大育成中心主任之後，當時便思考職涯的下一步該如何發展，有朋友邀約擔任上市櫃公司的獨立董事，期間也擔任櫃買中心的審查委員，便婉拒了擔任系主任或是學校一級主管的職務，其實對校方多年來的栽培感到非常的不好意思，但我也承諾校長，先讓我去新創圈和醫療產業闖闖多學習，或許將來這一些特殊的經驗也能夠幫助學校發展出有特色的方向。二〇一三年卸任學校育成中心主任一職之後，我便擔任陽春教授，同時也擔任一家上櫃公司的獨立董事長達九年，體驗了企業併購上市的艱辛與過程，同時也與許多醫療業界的同好們交流，包括一起合作研究的臨床醫師以及醫療器材的通路商。這段經歷讓我學習了許多在新創企業成立的過程中所需要的財務以及法律的知識，也是日後促成了我創業的催化劑。

## • 產學合作聯盟的推動

在此同時，國科會也陸續地成立了許多計畫來加強學術界與產業界的合作。多年來國科會推動不少大小型產學合作計劃，由學校教授提出研究主題，搭配相關的合作廠商提供技術支持、人力支持、以及部分的經費支持下，國科會也給予產學合作計劃的補助。產學合作計畫提供了相當的誘因，引導教授與產業界交流，並學習產業界看技術問題的觀點。爾後國科會進而推出產學聯盟計劃，希望藉由具有產學合作經驗的研究團隊，根據研究團隊的技術主軸，能夠輔導特定產業領域的廠商們一同成長，並促進產學合作與技術移轉。這樣的產學聯盟合作方式不僅僅只是與一家公司合作，而是與許多產業公司成立聯盟，提升臺灣產業的技術競爭力，這不僅讓我回想起當年在美國國家標準暨技術研究院（NIST）協助人工關節廠商們建立加速體外測試的技術，其實也協助了相關新人工關節產品上市的流程。

當時我們團隊日常的行程就是跟許多廠商洽談，了解他們所碰到的技術問題，並以實驗室的能量提出解決方案，所以看到這個計畫後便提出了「生醫材料表面工程產學聯盟」計畫，也很榮幸獲得國科會的支持和肯定，前後執行了3+3+1

共七年的產學聯盟計畫。計畫執行期間，我們邀請了六、七十家廠商加入我們的聯盟，其中包含各式生醫材料的廠商，從敷料、人工皮、隱形眼鏡、面膜材料到協助取證的顧問公司、關鍵原物料生產與代理商、醫療器材通路商等等，每一家聯盟夥伴我們都親自訪問，和公司的管理層以及工程部門討論他們所碰到的困難。當時我在北科大的實驗室專注在生醫材料表面工程，特別探討生醫材料表面性質和處理的相關議題，其中最大的研究主題在於隱形眼鏡的體外測試方法的建立，我們也在幾次的會議中與國內許多隱形眼鏡業者洽談。

在臺灣的醫材產業中，隱形眼鏡的產值是數一數二的，但是在技術上還落後於歐美的產品，特別是當時非常流行的矽水膠材料，具有高透氧的特性，是各家廠商急欲突破專利的限制，想開發並合成出自己的矽水膠鏡片。新矽水膠鏡片的光學等特性，廠商有足夠的測試能量來判定，但是對於佩戴者的舒適性，以往需要仰賴臨床試驗才能對各種配方來作比較。我們實驗室的專長在於生醫材料摩擦潤滑學的研究以及標準測試方法的建立。我們從研究淚液中不同成分吸附在隱形眼鏡表面上對於摩擦力的影響，進一步假設適合的摩擦方式來測量隱型眼鏡的摩擦係數，如此一來便能夠幫助早期篩選出好的隱形眼鏡配方。

我們也協助了導管的廠商進行新式表面塗層的功能試驗，許多鼻胃管或是氣管插管，若是管材的表面過於粗糙，病人便會有不舒適感。許多表面塗層應運而生來解決這個問題，透過我們的摩擦測試流程，能夠針對廠商所製備的新型導管的摩擦係數進行量測，加速產品研發的時程。除了以我們實驗室特有的生物摩擦潤滑技術來協助廠商外，我們也針對醫療產品從創意、原型、製程、取證到市場銷售等各層面標定不同的階段，針對我們所訪談的廠商，定義出他們所需要的協助。

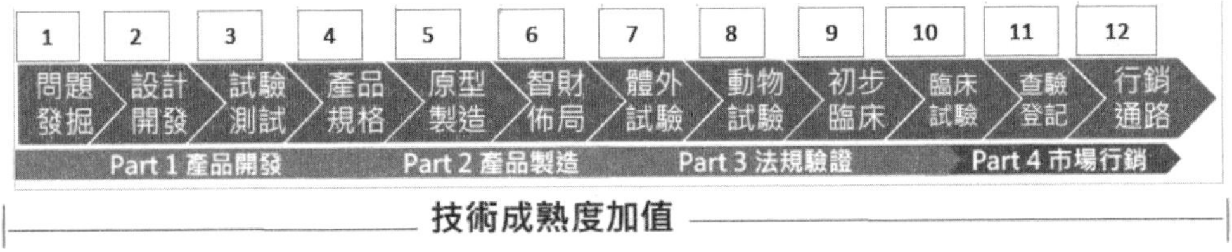


在我們的聯盟夥伴中，也包含許多醫院、法人研究機構、民間測試實驗室、法規顧問、銷售顧問等專業單位與人士，我們希望提供的是全方位的協助，而非侷限於我們實驗室熟悉的技術，這其實也延續了我們持續秉持「以終為始」的方式來解決問題的策略。執行這個產學聯盟專案給我們的是更多養分，期望能夠在生醫材料的生態圈中，透過學校中立的角色，幫助更多公司催生有競爭力的技術與產品。

## • 政府推動大學衍生企業

雖然教育部對於大學教授創業並未完全鬆綁，還存在許多限制，但是近十年來國科會和經濟部陸續推動了鼓勵大學教授與團隊創業的計畫，包含「價創計畫」和「萌芽計畫」等，引導大學特色技術團隊能夠得到充足的資金發展產業市場上所需要的產品，也希望透過鼓勵大學實驗室衍生企業的推動，能夠催生出臺灣新創企業的獨角獸。

這五年來校內便不斷地推薦技術團隊參與創業計劃的執行。我們團隊其實在這十年中，經過產學聯盟的歷練以及開發醫療器材產品的成功經驗，陸續投入了許多生醫材料商品化的開發，我便挑選出了「長效型拉提倒鉤線」以及「角膜塑型片清潔液」兩項產品開發計畫提出了申請，經過兩次的申請，我們於二〇二三年同時得到經濟部價創計畫與國科會萌芽計畫的支持，執行上述兩項醫療器材產品的新創事業衍生計畫。我記得第一年申請這兩項計畫的時候，在十分鐘的簡報內，我太著重在說明技術的新穎性以及可行性，疏忽了市場與願景的探討。第二年在許多創投顧問的協助下，我們對於創業計畫做了些微的修正，強調市場的廣大性以及我們獨特的商業模式，並得到了審查委員的青睞而給予補助。「以

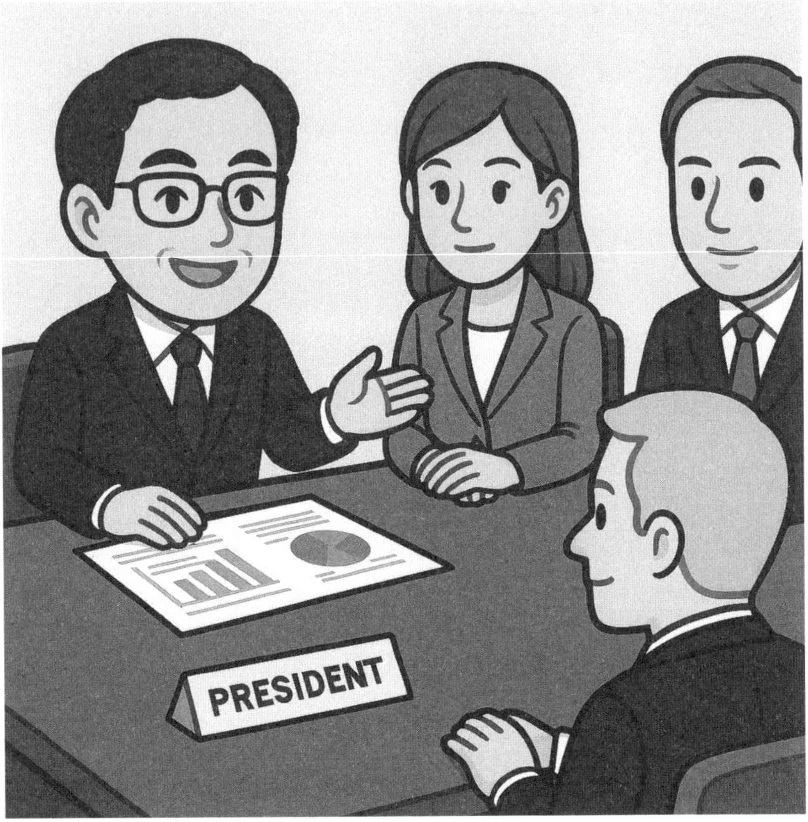


終為始」思維的重要，在此得到了印證。投資者希望是投資具有爆發力的創業項目，若是只能穩定獲得少數的利潤，應該由經營者自己投資，這跟一般教授認為技術高就應該有高價值的概念，其實差距甚大。

## • MT3+ 的誕生：打造生醫材料商品化的加速器

教育部這些年來希望提供國內頂尖大學更豐碩的經費，期望能夠提升臺灣知名大學在國際上的競爭力，因此有了教育部高教深耕計畫，一方面資助學校全面性的發展，另一方面也資助成立特色領域研究中心，鼓勵各個學校發展具特色的研究中心，並著眼變成國際指標。我們團隊於二〇〇八年成立「生醫材料工程跨領域研發中心，致力於生醫材料的應用研究，整合醫學工程（Medical Engineering）、跨領域技術（Multidisciplinary Technology）和大臺北地區（Metro Taipei）的各項資源，成立了簡稱MT3的研究中心，二〇二三年進一步成立升級版MT3+中心，致力於醫學工程（Medical

MT³
生醫材料工程跨領域研發中心
Biomaterials Research Center
Since 2008

Medical Engineering Research Team
Multidisciplinary Technology
Metro Taipei

MT3⁺
高值生醫材料研究與商品化中心
High-value Biomaterials
Research and Commercialization Center
Established in 2023

Medical Engineering Team
Multidisciplinary Technology
Market Triumph

Engineering）、跨領域技術（Multidisciplinary Technology），並以達成市場成功（Market Triumph）為目標。MT3+中心也就是二〇二三年我們爭取到的高教深耕特色研究領域中心計畫——「高值生醫材料研究與商品化中心」。

嘿，你有沒有想過，一個醫療器材從「點子」變成「真的可以用」的產品，到底需要經過多少關卡？這不只是畫個設計圖、做個模型就能解決的，而是需要一整個團隊，從科學家、工程師到醫生，通通一起來打拚，才能讓創新的醫材真正進入市場，幫助病患！這就是臺北科技大學高值生醫材料研究與商品化中心的使命——把好點子變成真正能用的醫療器材！因為醫療器材的開發太複雜了！它不像一般產品，做出來就能賣，還要經過嚴格的測試、認證，甚至要通過人體臨床試驗，整個過程可能需要至少三到五年！而這個中心的角色，就是把這些過程整合起來，讓新技術可以更快、更有效率地進入市場！

如果你有一個超棒的醫療科技點子，但不知道該怎麼讓它變成真的產品，那這裡就是你的最佳夥伴！這裡的專家、設備、資源，通通都能幫助你的創新醫材變成現實，甚至進軍國際市場！所以說，這裡不只是實驗室，它是一座讓醫

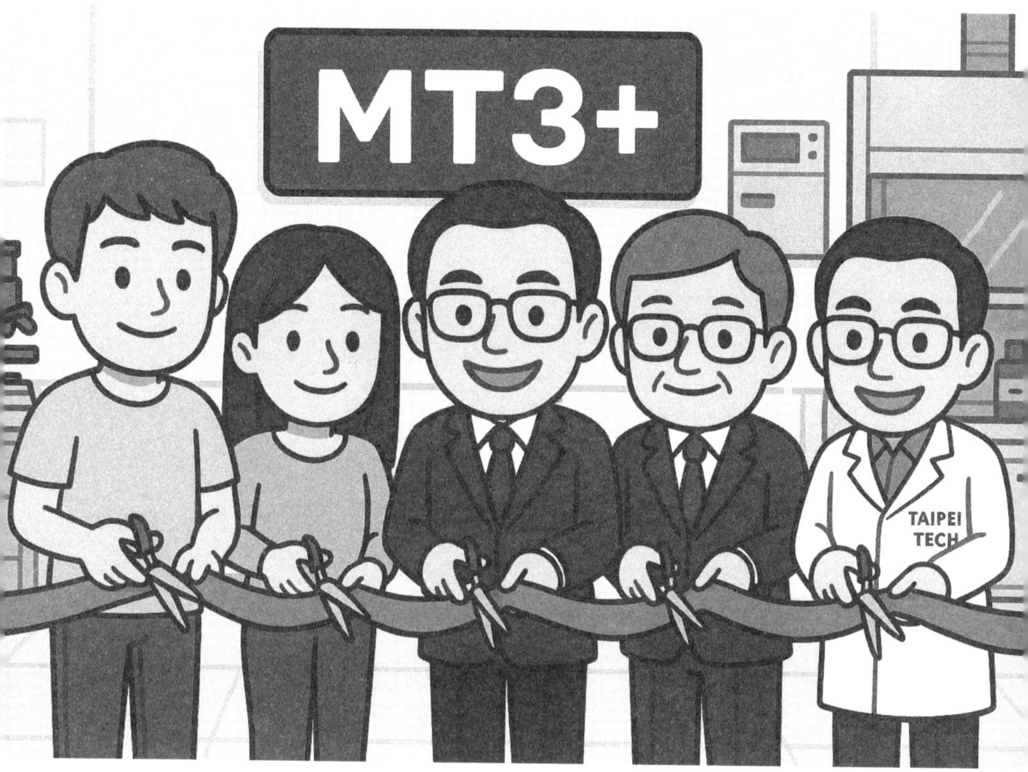
MT3+
TAIPEI
TECH

療創新「加速落地」的橋樑，讓未來的醫材技術真正造福人類！

近年來醫材產業需求上升，然而在商品化過程中卻普遍存在著中端「劑型優化與製程放大」能量不足的缺口。為了解決上述關鍵議題，「高值生醫材料研究與商品化中心」是以生醫植入物劑型優化與製程放大、生醫植入物器械開發與優化為發展主軸，並針對高值生醫材料工程商品提供一站式快速商品化服務。本中心集結跨領域學者專家，利用團隊生醫材料物化性質檢測、臨床前試驗及商品化流程規劃之核心能力，針對高值生醫植入物開發之需求，藉由加強培育跨域人才理論與實務經驗、提昇核心技術設備、與串聯跨域合作補足商品化流程缺口，創造生技醫材產業市場價值經濟效益，進一步提升臺灣生醫產業的國際競爭力。

## Take Home Message

產學合作是科技商品化的關鍵：學術研究不該停留在論文，透過與產業合作，能讓創新技術真正進入市場，造福社會。

技術創新≠產業成功：再好的技術，若無法順利通過法規、製程放大、市場驗證等階段，就難以商品化。必須從一開始就考慮市場需求與商業模式。

MT3+ 是生醫材料創新的催化器：整合學術、產業與市場資源，幫助創新技術加速商品化，提升臺灣醫材產業競爭力。

# 創業培養挑戰力

# 創業的鐘聲在耳邊悄悄響起

## • 從學術到創業：我與父親的成長故事

還記得博士口試前，我透過遠距面試破格拿到了北科大的助理教授職位，興奮地第一時間問老爸的意見。他笑著說：「太好了啊！ 國立大學，又在臺北，最重要的是北科大的校友在業界都有很好的發展！」進入北科大後，身邊圍繞的話題都是：「要怎麼規劃實驗室？」「怎麼申請研究經費？」「怎麼趕快發表論文升等副教授？」當時的我只想著如何在學術界打拼，但是老爸卻在一旁不斷提醒我：「學術界不能待得太安逸，可別忘了如何把技術推到市場上！」

這句話讓我想起，從小到大老爸總是幫我設想長遠的目標。大學時，他間接引導我思考畢業後的方向；博士畢業、拿到教職時，他又提醒我，不要只做學術界該做的事，而要思考更大的可能性。回顧一路走來，我才發現，「以終為始」

的觀念，一直是他潛移默化給我的人生哲學。

## • 老爸的創業之路：從迪化街到貿易事業

老爸是標準的「老臺北人」，成長於迪化街商圈，阿公是白米批發商。從小，他就是個成績優異的孩子，永樂國小棒球隊的一員，初中考進第一志願建國中學。不過，高中時他沒有選擇明星學校，毅然決然就讀北商（後來的臺北商專），一邊上學，一邊在阿公的米店幫忙。

阿公身體不好，老爸為了照顧家業，北商畢業後考進師大地理系夜間部，白天負責在華山車站挑選火車從南部運來的稻米，負責採購的工作。後來阿公過世了，老爸跟兩位伯父就扛起了家中的生意。媽媽也是北商畢業，之後在大公司的臺北辦事處擔任會計的工作。媽媽從小家裡比較苦，她常說自己小學就負責家裡的早晚餐，也因此不敢繼續念大學，北商畢業後就趕緊出社會工作賺錢。

爸媽結婚後，老爸也覺得該跟兄弟分家，就把米店的生意留給了兩位阿伯，跟媽媽一起創業，做起了進出口貿易商的生意，爸爸負責業務，媽媽主內負責會計工作，同時也便於就近看著我們三兄弟。我記得小的時候，樓下是公司，樓上是住家，媽媽想起這一段回憶還是非常得意，說她事業家庭兩邊顧，是生命中過得非常豐富的一段日子。爸爸那時白天忙於公司的業務，包含各項化學品的進口業務，舉凡香料、冰醋酸、雙氧水等等。我還記得家中車庫常常都堆了許多化學原料，媽媽還常會加入香料的樣品，做出各種味道的生日蛋糕，回想起來特別美味呢！ 爸爸師大畢業後還是繼續從事教師的工作，晚上他在北市商（現在的士林商職）擔任教授經濟地理的老師，白天做生意，晚上當老師，好處是可以推掉晚上很多應酬，做生意的廠商們也都特別尊敬擔任老師的老爸，不會因為不應酬就少了訂單。爸爸都早早吃完晚餐之後便到學校去教書，我記得小時候都跟媽媽說我要等爸爸回家，不過等著等著就都睡著了，爸爸到十點多才會回到家。

老爸擔任北市商老師十五年後，一方面因為學校一些制度的不合理，一方面也因為想要專心拼事業，毅然決然地辭去了公立學校教師的職位，捨棄掉未來可以領的退休金，就專心經營貿易公司的業務。公司的業務也從當年的化學品進口擴充到汽車的進口，而家裡剩餘的介面活性劑，老爸也自己在廁所買了大桶槽攪拌，裝罐成洗潔精和洗衣精賣給街頭巷尾的鄰居們。那年頭影印機剛上市，家裡也買了一台影印機，一方面業務使用，另一方面一份三元、五元的，也提供大眾的影印服務。從小記憶中的老爸，就是一個認真工作、思考彈性，但是許多方面又是立場非常堅定的一個人。

從小看著老爸這樣做事，我學到：「目標要設遠，但執行要從小事做起。」成功不會憑空而來，必須一步一腳印。

## • 從學術到創業：找到自己的路

因此在我擔任助理教授的期間，我了解到我的興趣不僅僅是基礎的學術研究，在內心裡面有的更是與產業結合擁抱的熱情，一方面訂定了自己升等副教授、教授的時程，一方面也定期檢視目前的進度，一旦有超前，便將更多的時間花在產學合作的工作上。我記得我蠻喜歡到世貿會場看各項的展覽，不管是化工展、醫療器材展、自動化展、食品展等，都引發我去看看新技術和連結新想法的慾望，後來擔任校友聯絡中心組長一職，更有許多機會和創業有成的校友學習，從他們的言談中講到的創業經驗，通常又是一篇又一篇多采多姿的故事。

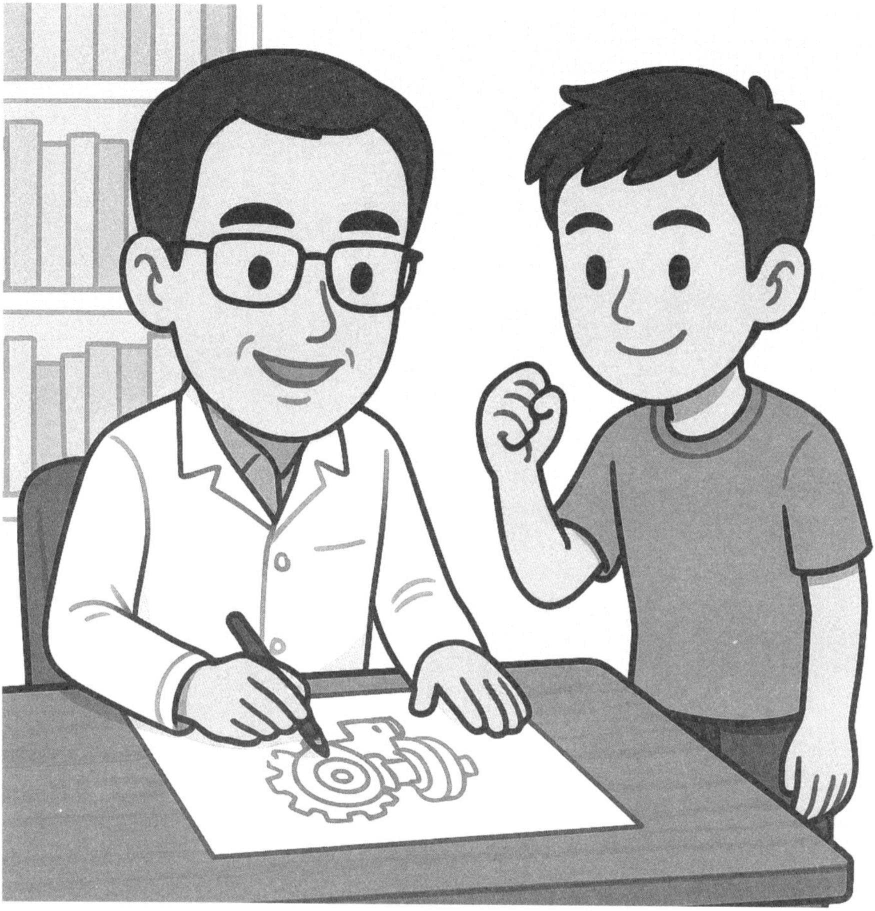

我接任育成中心主任一職之後，二〇一〇年左右，教育部開始了學生創業的一些計畫補助，但是教育部對於大學教授的創業其實還沒有開放的跡象，許多限制都還是存在，比如大學教授持股公司不能超過10%，不能兼任董事長、董事、總經理等相關職務，限制非常嚴格。一般教授在避免踩紅線的狀況下，通常對於創業或是校園衍生企業這一件事都敬而遠之。為了鼓勵師生們勇敢地創業並與產業界合作，我們協助草擬了北科大「校園創業領航辦法」，在既有的法規限制下，正面表列師生們合法合理創業的方法，免除師生們創業的疑慮，同時學校也提供了師生們創業進駐育成中心的優待辦法。這一份創業領航辦法開創國內各大學院校之先驅，似乎也引導著我從擔任「教練」的角色跨入創業的生態圈。

回顧這一路，我發現，創業的種子其實早就埋在心裡。從小看著老爸做生意，長大念博士時研究產業技術，當教授時推動創業政策……這些經歷讓我慢慢從「創業教練」的角色，轉變成「創業選手」。現在的我，希望把學術研究真正轉化為產業價值。我知道，創業這條路不簡單，但只要目標夠清楚，願意踏出第一步，一切就有可能！

## ・給自己的提醒：勇敢嘗試，不設限

老爸一直教我：「別讓環境限制了你的選擇，想清楚自己要什麼，再去找方法實現它。」這句話影響了我一生，也成為我現在的座右銘。未來，我不只想當一個學者，我更想成為一個能把知識落地、讓技術發揮影響力的人。學術與產業，並不是對立的，而是可以相輔相成。只要有熱情、有行動，就能找到屬於自己的舞台！

### Take Home Message

長遠規劃：「以終為始」的人生態度——從小受父親影響，深刻體會到設立長遠目標、一步一腳印執行的重要性。學術與產業並行，不只侷限於研究，讓「靈活應變、勇於嘗試」的精神深植於內心，並影響日後在創業領域的發展。目標要遠、行動要實、視野要廣、不怕挑戰，才能開創屬於自己的人生道路！

# 持續尋找新挑戰，決定創業只是另一個起點

## • 育成中心主任：把挑戰當成機會

擔任北科大育成中心主任時，我就把這份工作視為一個全新的挑戰。學校要求育成中心必須自給自足，這讓它幾乎就像是一間新創公司，而我得想辦法讓它運轉起來。一開始人手不足、資源有限，我開始尋找財源，幸運地爭取到了經濟部中小企業處的綠能網絡計畫，每年獲得八百到一千萬元的經費支持。這筆資源讓我們的團隊從三人擴編到七人，不僅能更好地管理育成中心，也讓我們有能力與國際夥伴合作。

在這段期間，我也擔任中華創業育成協會副理事長，代表臺灣到歐盟EBN（European Business Network）演講，秀出我們的國旗，推廣臺灣中小企業的優勢。後來，臺灣與歐盟展開了一系列技術合作與「軟著陸」（Soft Landing）計畫，我的演講可說是開啟這段合作的重要契機。

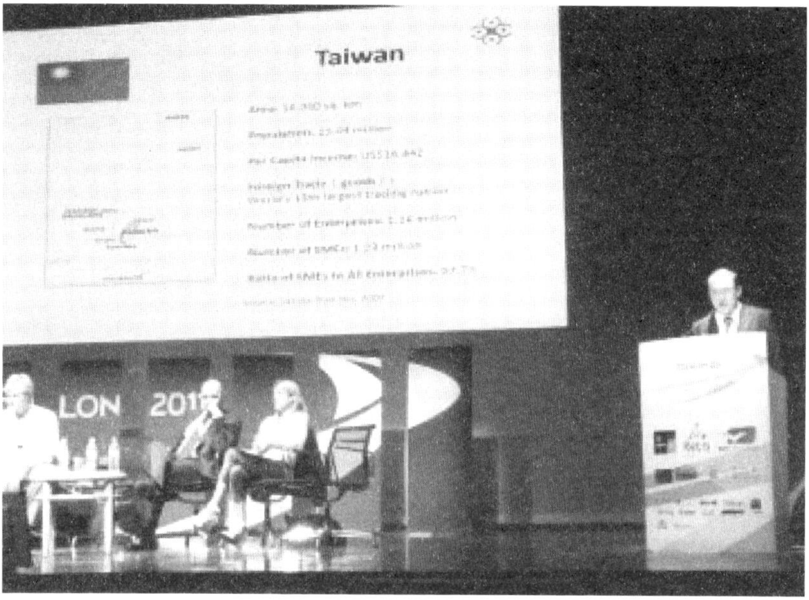


這讓我想起Elon Musk的故事。在創辦SpaceX之初，他的資金極為有限，前三次火箭發射都以失敗告終，外界幾乎認定他會倒閉。但他不斷尋找資源、改進技術，終於在第四次發射成功，並獲得NASA的支持，才讓SpaceX走向全球矚目的航太領域。

對我來說，每一次的新職位，除了處理日常業務外，更重要的是找到新的機會，將現有的基礎擴展到更大的可能性。我們用「以終為始」的觀念來看的話，就是別輕易滿足於一個目標，而是要隨時留意並訂定更長遠的新目標，隨之而來的就是接受新挑戰的奇幻旅程。

## • 打造北科大「門面」：研展中心的誕生

北科大與國同壽，民國一〇〇年，北科大即將迎來百年校慶，當時育成中心所在的建築還是舊宿舍，雖然地點位於忠孝東路上，但卻是這條繁華大道上最不起眼的一個角落。學校雖然有改建計畫，但短期內不會動工，於是我產生了一個想法：為什麼不把這裡打造成一個專屬於北科大的「展示櫥窗」？

這讓我想到Steve Jobs當年打造蘋果專賣店（Apple Store）的策略。他發現當時大部分的科技產品都是透過第三方通路銷售，品牌形象無法完全掌控。於是，他決定開設蘋果專賣店，讓消費者能夠親身體驗蘋果公司（Apple）產品，這一舉措徹底顛覆了零售業。同樣地，我希望北科大能夠有一個「門面」，讓外界清楚看到我們的技術實力。在校長的支持下，我們在僅有的六個月的時間內，先針對老舊建築的隔間是否能夠打通尋求土木技師專業的建議。釐清之後，我們便進一步設計空間的擺飾，規劃的是朝向展示學校專業技術成品以及作為學校與業界、投資界溝通的一個展示的場所，並於一百週年校慶正式揭幕，這個空間後來被命名為「臺北科技大學研展中心」。這裡不僅展示了北科大在IF設計獎、紅點設計獎等國際競賽的得獎作品，也成為學校與業界、投資人對話的重要平台。我們甚至舉辦了幾場與創投業者的紅酒餐會，讓更多產業界人士認識北科大的技術與潛力。這個計畫的成功，讓我再次體會到：別滿足於當前的成就，而是要不斷思考如何創造新的價值。

## • 從獨立董事到產業顧問

臺北科技大學研展中心的成立，其實滿足了我在一個職位上力求突破和創新的目標，也很高興在學校百年校慶的時候成功達標。在歷經五年育成中心主任的磨練，熟悉了國內育成的制度，也熟識了生態圈的夥伴們之後，我覺得該是開啟另外一個階段的時候了，也因應校內一級單位編制的改組，便毅然決然的辭掉了育成中心主任一職。在擔任育成中心主任五年的期間，我也從副教授順利升等至正教授，也算是在教授生涯中達成了我進學校時為自己所定下的里程碑。

在育成中心歷練五年後，我選擇卸下主任一職，開始思考如何進一步與產業界接軌。恰好有朋友邀請我擔任上櫃公司的獨立董事，這間公司正從電子業轉型為生醫通路商。許多人勸我三思，因為獨立董事責任重大，但我認為這是難得的學習機會，於是毫不猶豫地答應了。與我一起擔任獨立董事的還有一位會計師與律師，這段經歷讓我學到上市櫃公司治理的規則，以及如何在確保投資人權益與企業發展之間取得平衡。

這讓我想到Jeff Bezos在創辦亞馬遜的初期，他並沒有選擇安逸地留在華爾街的投資公司，而是毅然決然地創辦了一家網路書店。當時很多人都勸他：「你確定要放棄高薪工作，去做這麼高風險的事情嗎？」但他認為不嘗試才是最大的風險，於是全力投入亞馬遜，最終成功顛覆全球電商市場。

除此之外，我也開始與企業顧問合作，協助新創公司尋找適合的技術與產品，甚至參與醫療器材廠房的場勘。每天都在和產業界互動，卻仍然覺得少了點什麼——我還是在被動地適應，而不是主動地創造。

## • 創業，是「等霧散」還是「摸索前進」？

這時候，我想起自己常跟學生分享的一個登山故事：「如果一大早起霧，你會怎麼辦？等霧散了再出發，還是先用指南針確定方向，摸索著前進？」等霧散的人，風險較低，但可能錯失良機；而選擇摸索前進的人，雖然可能跌跌撞撞，但更有機會搶得先機。

這讓我想到Richard Branson（維珍集團創辦人），他創立維珍航空時，完全沒有航空業的背景，連一架飛機都沒有。但他沒有選擇等「市場成熟」，而是先從租借一架飛機開始營運，隨著品牌逐漸建立，才發展出完整的航空業務。

當時的我也陷入這樣的掙扎：到底該等一個「最好的時機」，還是勇敢出手？我心中想的是，若不找到一個時機勇敢去挑戰，以後就會問自己為何留下這個遺憾。最終，我選擇了後者——與其等待，不如創造機會！

## • 創業啟程與起手式

在這個信念的驅使下，我與夥伴們創立了方策科技股份有限公司，方策是一家醫材設計平台公司。我們的第一步，是從北科大技轉幾項技術，透過新創公司的運作進一步開發成產品，最後再尋找業界夥伴合作，把技術推進市場。我們的目標也很明確：成為學術研究與產業市場之間的橋樑！這是一場全新的挑戰，但我知道，這只是另一個起點。

### Take Home Message

挑戰是機會，重點是如何應對。當你不滿足於現狀，就鼓起勇氣創造價值。產業連結是必要的，但不能只是「配合」，而要主動創造價值。別等完美時機，先確定方向再前進！創業與人生一樣，不可能等到所有條件都完美才出發，重點是找到方向，邊走邊學。

# 創業就是求新求變求轉型

## • 創業求新求變：方策科技的成長之路

方策科技剛成立時，進駐新竹生醫園區的育成中心，投入資源建立醫療器材生產的無塵室，同時技轉北科大的多項醫材技術。例如，來自南科計畫的義乳保護囊袋、北科大研發的骨填補材料等。我們更與美國整形外科協會的前理事長合作，開發出「義乳保護囊袋及手術器械」，解決隆乳手術後「莢膜攣縮」的問題，這是一項第三類永久植入式醫材。這項技術不僅榮獲科技部二〇一七未來展創新突破技術獎，還取得美國、臺灣及多國專利，並參與美國食品藥物管理局（FDA）臨床試驗計畫的撰寫。然而，這樣的創新醫材需要大量資金支持才能進行臨床試驗，後續目前由美國醫師夥伴接手推動。

此外，方策科技也進一步開發了「術捷SurgJET注射式骨填補材料」，並成功取得食品藥物管理署（TFDA）第二類醫材許可證，適用於填補骨裂。然而，骨填補材料市場競爭激烈，主要通路上的產品線已趨近飽和，因此要找到合適的代理商並不容易。

這兩項醫材產品在技術與商品化方面都取得不錯的成果，但若無法真正進入市場、轉化為營收，對公司來說仍然是筆「虧本生意」。這點與學術研究的目標截然不同——學術實驗室的成功，往往來自於論文發表、專利授權或技術移轉，而企業則必須追求商業獲利。學校是創新技術的起點，但如何讓技術真正轉化為市場可行的產品，才是創業者真正的挑戰。

打個比方說，醫療器材新產品雖有創新，但是臨床上總是有替代的方案，技術貢獻或許佔產品成功的三成，而只有這三成，產品不會成功，必須得加上產品製程、商品化取證、專利佈局、市場規劃與國際營銷等其餘的七成貢獻，才有促成公司產品成功的機會。

## • 從市場需求出發，反推技術開發

我們思考後發現，對於資本額有限的新創企業來說，若要實踐「以終為始」的策略，必須從市場需求出發，找到具有潛力的產品，然後再回頭尋找或開發適合的技術，並規劃商業化路徑。我們建立了一套快速商品化的策略，包含：

一、找對市場需求：先確認市場真正需要的產品，避免技術開發後無法變現。

二、尋找適合的技術：針對市場需求，選擇合適的技術，或透過技轉取得關鍵技術。

三、商業化規劃：整合製程、專利佈局、代工夥伴、實驗驗證、法規取證等關鍵環節。

四、快速進入市場：優先取得市場份額，再進一步擴大產能，進軍國際市場。

五、持續創新迭代：產品上市後，不斷改進，開發下一代更具市場競爭力的產品。

這樣的模式，不僅能加快技術落地，也能提高醫療器材開發的成功率。

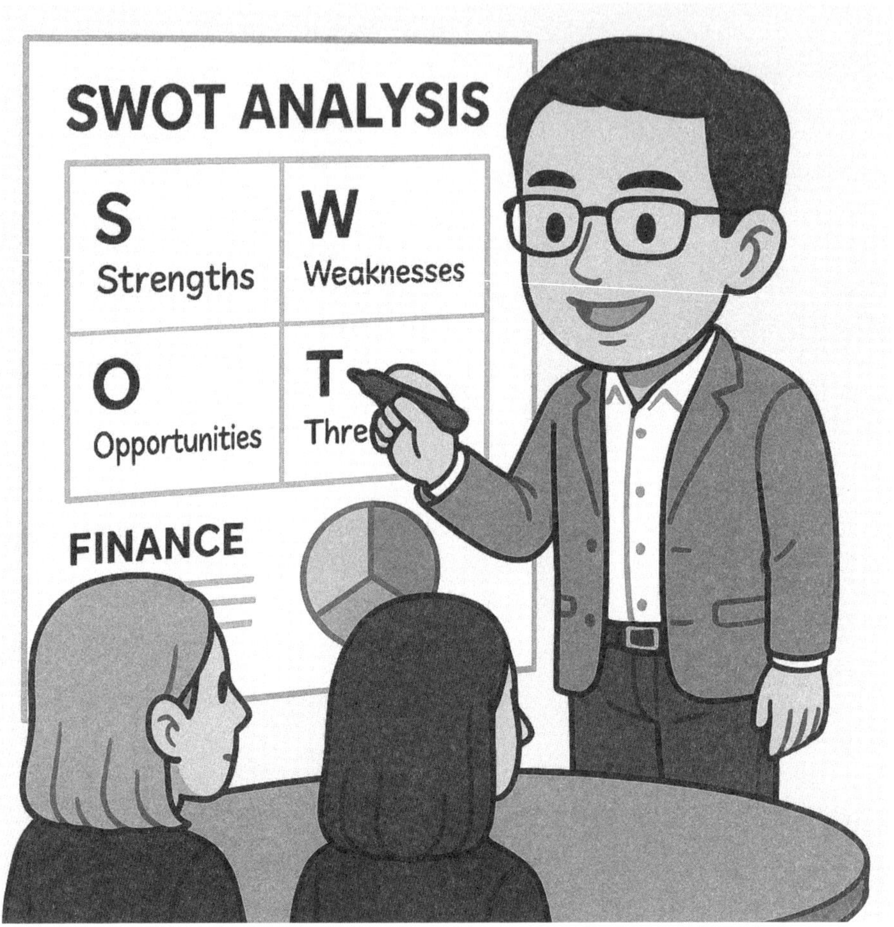
SWOT ANALYSIS
S
Strengths
W
Weaknesses
O
Opportunities
T
Thre
FINANCE

## • 微創手術倒鉤縫線：從技術創新到市場成功

在此策略思維的運作下，憑藉著研發設計團隊充沛的技術能量，方策科技與整形外科醫生及醫療通路商合作，結合臺灣產業鏈之優質技術，創新開發出臺灣自有品牌的「微創手術倒鉤縫線」，讓醫生在執行微創腹腔鏡手術時快速縫合傷口，或是應用在微整拉提手術中。目前此產品已取得臺灣食品藥物管理署（TFDA）醫材許可證，並持續擴展到國際上其他市場。此產品核心技術「倒鉤縫線精密加工製程」，由精密伺服馬達與微電腦系統指令，可精準控制倒鉤縫線的切割角度、深度與間距，已經開發多項縫線規格，可滿足多種臨床應用之需求，產品於二〇一八年臺灣上市銷售之後，深獲市場肯定。

第一項高附加價值醫材打出成功的一役之後，方策科技創業團隊更具信心，持續與市場通路端合作創新多項產品。建立醫材商品化生態系、加速產品開發的方策科技雖然只是一家小規模的新創公司，卻可以在這麼短的時間內，創新開發出多項第二類以及高階新醫材產品，與公司緊密連結各方資源，建立醫材快速平行開發模式有關。透過與跨領域策略夥伴的合作，方策科技有效縮短商品化時程，並將產品研發費用縮減30%以上，開發時程加速200%，使產品快速進入市場。方策已跨域整合涵蓋學、研、醫、製造、法規、智財及通路等單位，建構為醫材商品化的生態系統。

## • 建立醫材商品化生態系，加速產品開發

雖然方策科技是一家規模不大的新創公司，但我們在短短幾年間成功開發出多項第二類及高階新醫材產品，關鍵就在於我們建立了一套醫材商品化生態系統。藉由策略合作，縮短商品化時程。透過與學界、研究機構、醫院、製造商、法規顧問、智財專家及通路商的緊密合作，我們有效縮短了產品上市時間，降低30%研發費用，開發時程加速200%，讓產品更快進入市場。運用靈活的市場策略：從技轉到品牌經營我們的產品策略分成兩階段：

一、短期策略：透過技術授權與分潤模式（如「微創手術倒鉤縫線」技轉給整形外科連鎖醫院），以權利金穩定營收。

二、長期策略：建立自有品牌，從技轉模式逐步轉向品牌經營，提升市場競爭力。

國際市場拓展會是很重要的方向。短期內，公司將吸納更多研發型人才，持續創新更多前瞻性的醫材產品；中期而言，將持續行銷公司產品與提升企業形象，從技轉商業模式走向品牌經營；長期來看，方策科技將成為國際型的醫材供應商，為臺灣打造出一個高附加價值醫材的企業品牌，建立臺灣在全球醫材產業的能見度與競爭力。

**Take Home Message**

市場導向、技術跟隨、創新醫材，這三者不等於成功產品。先找市場需求，再決定技術開發方向，確保創新產品有真正的臨床價值與市場潛力。進一步以小搏大，借力使力——透過策略合作、技術授權、聯合開發等方式，加速產品上市並降低風險，避免單打獨鬥。建立完整的醫材商品化生態系統——從研發、專利、法規、製造到市場行銷，打造一條龍的醫材產業鏈，確保技術能真正變現。關鍵思維：技術＋商業＋法規＝真正成功的醫材創業！

# 加速以大學衍生企業為主的科研新創動力

## • 矽谷的成功模式：大學是創新搖籃

美國矽谷之所以能誕生無數世界級企業，關鍵在於它孕育創新與創業的獨特環境。當今經濟仰賴知識創新，不論是生醫還是電子資訊產業，都依靠研究突破與技術革新來打造競爭優勢。而大學，正是最理想的創新搖籃——矽谷的誕生，便深受史丹佛大學、加州柏克萊大學等頂尖學府的影響。以Google為例，這家科技巨頭的創辦人賴利・佩奇（Larry Page）和瑟吉・布林（Sergey Brin），當年正是史丹佛大學的博士生。他們的搜尋引擎研究起初只是學術實驗，但在學校的資源與創業文化影響下，他們決定將技術轉化為商業模式，進而改變全球網路生態。這樣的例子不勝枚舉，全球各國都開始重視大學的創新潛能，並積極將其延伸至商業應用。

## • 小國家的成功經驗：以色列與愛沙尼亞的啟發

如果說矽谷的成功是建立在龐大市場與資金優勢之上，那麼小國家的經驗或許更值得臺灣參考。以色列儘管國土狹小，卻誕生了許多獨角獸企業，關鍵在於政府積極推動「軍民科技轉移」，讓大學與國防技術能夠無縫對接。例如，Mobileye這家自動駕駛技術公司，最初只是以色列希伯來大學的學術研究成果，後來成功商品化，最終被英特爾（Intel）以一百五十三億美元收購。

另一個值得借鏡的國家是愛沙尼亞，這個人口僅一百三十萬的小國，透過政府與學界的緊密合作，推動電子政府與數位創新，孕育出Skype等國際級企業。其關鍵成功因素在於政府創造開放的創業環境，並提供創業者完善的數位基礎建設與法規支持。

## • 臺灣的創新挑戰：大學能成為新創的搖籃嗎？

在眾多促使創新知識落地的方法中，「大學衍生企業」被視為最有效的轉化途徑，這使得包括美國、日本、中國及澳洲等國的政府高度關注並積極推動。例如，日本的「產學合作推動機制」，便促成了許多世界級生技與電子企業的誕生，而中國則透過「雙創政策」，強化大學與產業界的合作，成功催生出如字節跳動（抖音母公司）等科技巨頭。

臺灣以中小企業為經濟主力，其靈活應變的特性，使其在面對新挑戰時更具轉型優勢。若能善加利用這項特點，結合新科技推動產業鏈發展，將能為臺灣開創更強的競爭力。在這過程中，大學教授扮演不可或缺的角色，他們的研究創新不僅是技術發展的源頭，也能催生新的產業機會。

## • 政府政策：助力還是絆腳石？

近年來，臺灣政府逐步推動大學衍生企業的發展，透過國科會、經濟部等機構推出多項計畫，鼓勵大學環境中的創新創業。例如，「研發成果萌芽計畫」（簡稱萌芽計畫）與「新型態產學研鏈結計畫」（簡稱價創計畫），便是為了協助教授與研究團隊將學術研究落地為產業應用。在政府政策的支持下，臺灣的高等教育機構開始建立創新創業制度，為學術研究與產業應用之間架起橋樑。然而，儘管政策與計畫帶來了助力，仍有諸多法規與制度上的限制，導致大學創新創業的發展受阻。

## ・臺灣如何更進一步？

經過多年努力，臺灣在技術移轉領域已建立較為清晰的法規，而在利益分配方面，政府也設計了具延緩課稅機制的方案，使得各大學開始以更開放的態度，願意讓利給研究團隊。此外，人事制度的調整，讓教授在創業時擁有更明確的借調辦法；資金方面則透過創業補助計畫與國發基金等資源，協助新創企業發展。這些政策展現了政府致力於完善創新創業環境的決心，讓學術界的創新知識能夠真正轉化為社會價值。然而，臺灣的大學衍生企業發展仍面臨諸多挑戰。例如，許多教授開發出創新技術，希望創辦衍生企業進一步推動臨床應用，卻因為現行法規規定教授不得擔任董事長，導致投資人對企業經營穩定性產生疑慮，最終無法順利募資，錯失市場機會。

此外，政府各部門之間缺乏協調，影響大學衍生企業的發展。儘管國科會與經濟部積極推動創新事業，但主管大學的教育部卻尚未建立相應的制度，使跨部會合作難以整合。例如，某些學校的衍生企業雖獲得經濟部的補助，但由於教育部規定教授不得長期兼任企業高層，使得企業無法順利運作，形成政策上的矛盾。更嚴重的是，部分政府補助計畫的短視近利思維，設下過高的短期績效目標，要求新創企業在極短時間內達成高估值，但對於許多仍處於技術研發階段的團隊來說，這反而成為沉重的負擔。例如，某些新創企業在政府補助結束後，因無法在短時間內達成過高營收目標，而被迫縮減規模甚至關閉。這樣的績效評估模式，無法真正幫助新創企業穩健成長。

目前，社會上仍有部分聲音對於完全開放教授創業持保留態度，但不可否認的是，大學擁有豐富的創新資源，若能讓教授將研究成果實際應用於市場，不僅能幫助學生學習實務技能，更能帶動社會經濟與產業升級。例如，美國麻省理工學院（MIT）透過創新創業機制，成功孵化出許多影響全球的企業，如生技公司Moderna（莫德納疫苗）便是MIT校友所創立，疫情期間拯救了無數生命。臺灣若能借鏡國際經驗，避免政府機構的防弊思維，在政策、法規與計畫方面給予更多彈性，將能促進大學創新知識的落地應用，讓教授除了教學與研究外，還能發揮更大的社會影響力。

大學衍生企業的成功，不僅能推動臺灣產業轉型，更能使臺灣在全球創新競爭中占有一席之地。唯有透過更完善的法規、更靈活的制度與更長遠的政策視野，才能真正釋放大學的創新潛能，讓臺灣的科技與產業鏈迎向嶄新未來。

**Take Home Message**

大學是創新知識的搖籃，而「大學衍生企業」則是將研究成果轉化為實際應用的關鍵橋樑。然而，現行法規與跨部會協調問題仍對教授創業造成阻礙，影響大學創新落地與產業化發展。為促進科技創新轉化，政府應進一步鬆綁法規、改善創業環境，並調整補助計畫的評估標準，以更長遠的視角支持新創企業成長。

# 生醫產業臺灣行

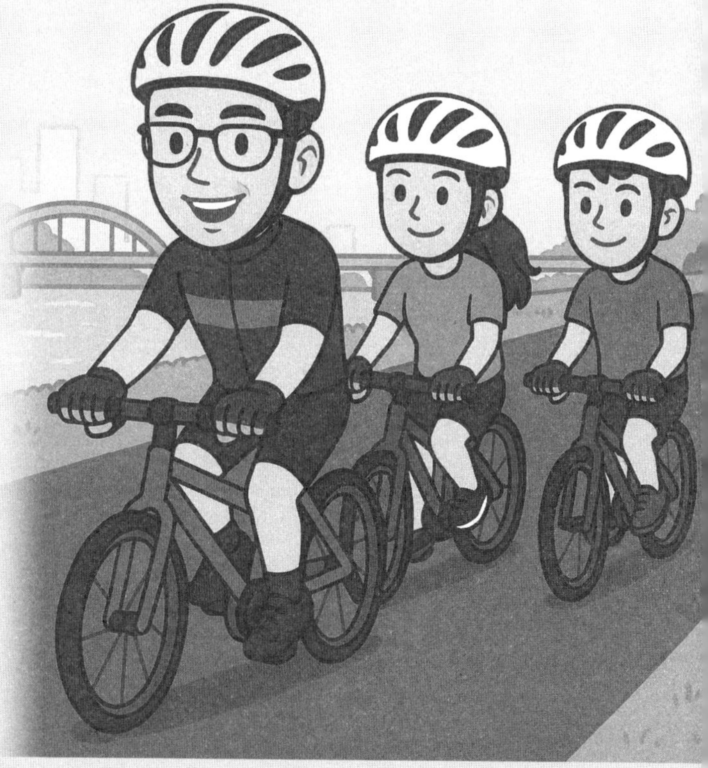

# 「以終為始」的策略發展醫療產業

## ・電子產業的崛起：從零件製造到全球市場

臺灣這幾十年來在電子產業鏈的相關製造業有著豐碩的成果和聚落，靠著中小企業在關鍵零組件的製作，從塑膠射出、金屬加工到系統組裝等等，只要能夠卡進去產業鏈的一環，業績產品就可以推廣到全球市場。這就是大家熟知的「一卡皮箱走天下」，臺灣老闆們拿著家庭工廠製作的零件，操著一口臺式英文，世界各地拜訪客戶和參展，螞蟻雄兵成就了臺灣早期知名的電腦和電子產品產業鏈。

## ・靈活應變成就臺灣科技產業

一個經典的案例是華碩（ASUS）的創業故事。一九八九年，幾位工程師離開了宏碁，成立華碩，當時他們沒有自己的工廠，主要依靠技術設計來接單。最初，他們開發了一款主機板，準備銷售給英特爾（Intel），卻發現英特爾自己的新款處理器還無法穩定運作。華碩工程師主動調整設計，讓處理器能夠順利運行，這讓英特爾大為驚訝，進而與華碩建立長期合作關係。這段故事反映了臺灣電子產業的靈活應變能力，也展現了「臺灣接單、世界代工」模式的成功。隨著台積電（TSMC）的崛起，臺灣半導體產業迎來了另一波榮景。台積電不僅帶動了整體科技產業發展，也成為臺灣GDP成長的主要貢獻來源。

這幾年來，電子半導體產品持續改變人們的生活，從個人電腦、筆記型電腦、液晶電視，到近年的智慧型手機、電動車、AI應用與各式機器人，每一波科技創新都驅動了消費市場的變革。例如蘋果公司（Apple）每年推出新款 iPhone，都能吸引大量消費者換機，而這背後的關鍵技術，如5G晶片、OLED 顯示技術等，都與台積電等臺灣企業密切相關。

## • 醫療產業的挑戰：需求驅動與市場運作

相較於電子產業的主動消費模式，醫療產業則是一種被動需求。當你生病時，會去醫院求診，治療方式由醫生決定，而費用則多由全民健保或醫療保險支付。因此，醫療器材的市場運作邏輯與電子產業截然不同。舉例來說，關節炎是年長者常見的問題，隨著病程進展，軟骨逐漸磨損，最終需要人工關節置換。目前，人工膝關節手術只需約一小時，且健保全額給付，對於患者來說相當方便。然而，人工關節仍有使用壽命，若磨損後需要再置換手術，病人需面臨二次手術的風險與不便。

因此，許多研究團隊致力於開發軟骨組織工程修復技術，或運用幹細胞注射來幫助軟骨再生。然而，這些技術成本較高，手術時間也較長，導致目前大多數患者仍以人工關節為主要治療方式。

從技術突破到臨床應用：「以終為始」的創新思維

在醫療科技開發上，「以終為始」的思維是成功的關鍵。產品設計時必須考慮臨床需求、手術時間、醫院資源配置，才能真正落實到臨床應用。

十多年前，一位日本教授發明了一種自體脂肪填補技術，利用間質幹細胞（MSC, Mesenchymal Stem Cells），促進血管增生與脂肪再生，應用於臉部填補與豐胸手術。然而，傳統技術需三到四小時才能完成細胞分離，造成患者等待時間過長，影響臨床應用。為了解決這個問題，我們運用化工離心技術、酵素反應工程，將處理時間縮短至一小時內，並設計整合無菌操作台、離心機、恆溫震盪槽，搭配腳踏板控制的電腦介面，成功開發出ProCeller（專業細胞處理設備），讓這項技術得以順利進入臨床應用。這段經歷讓我們深刻體會，技術突破雖然重要，但更關鍵的是如何讓醫師與醫院方便使用，才能真正普及並造福患者。

## • 借鏡半導體成功經驗，打造臺灣生技護國神山

臺灣從「兩兆雙星」科技產業計畫開始，成功建立了半導體產業的護國神山。現在，許多人希望能借重半導體產業的經驗，推動生技醫療產業，特別是在產業分工、聚落合作模式上發揮優勢。

然而，我們必須認清，電子產業與生技產業的市場運作模式大不相同：

電子產業：你喜歡手機，你出錢買單，你使用它。

醫療產業：你生病了，醫生決定治療方式，健保或保險買單。

因此，臺灣若要發展生技產業，必須釐清市場、製造、研發創新之間的合作關係，借重半導體成功的國際名聲與技術優勢，並導入「以終為始」的臨床醫療概念，才能真正建立起臺灣的第二座護國神山！

**Take Home Message**

「以終為始」發展醫療產業，臺灣必須首先認識醫療產業與電子產業產業鏈的不同，針對醫療產業所需的法規、市場、技術分別訂定達成目標，分眾合擊方能快速發展出臺灣之醫療自有之國際品牌。

## 醫療器材開發流程

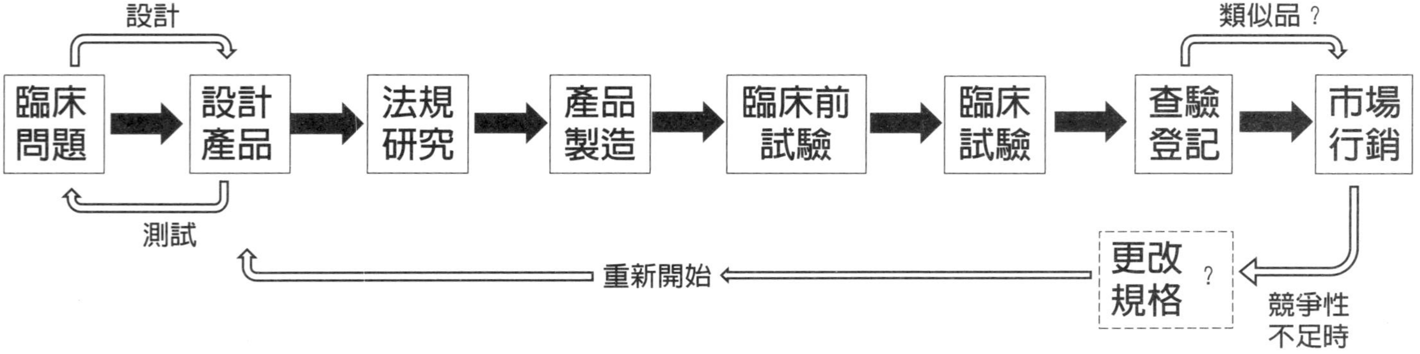
設計
臨床問題
設計產品
測試
法規研究
產品製造
臨床前試驗
臨床試驗
查驗登記
類似品？
市場行銷
競爭性不足時
更改規格？
重新開始

## 「以終為始」之醫療器材開發策略

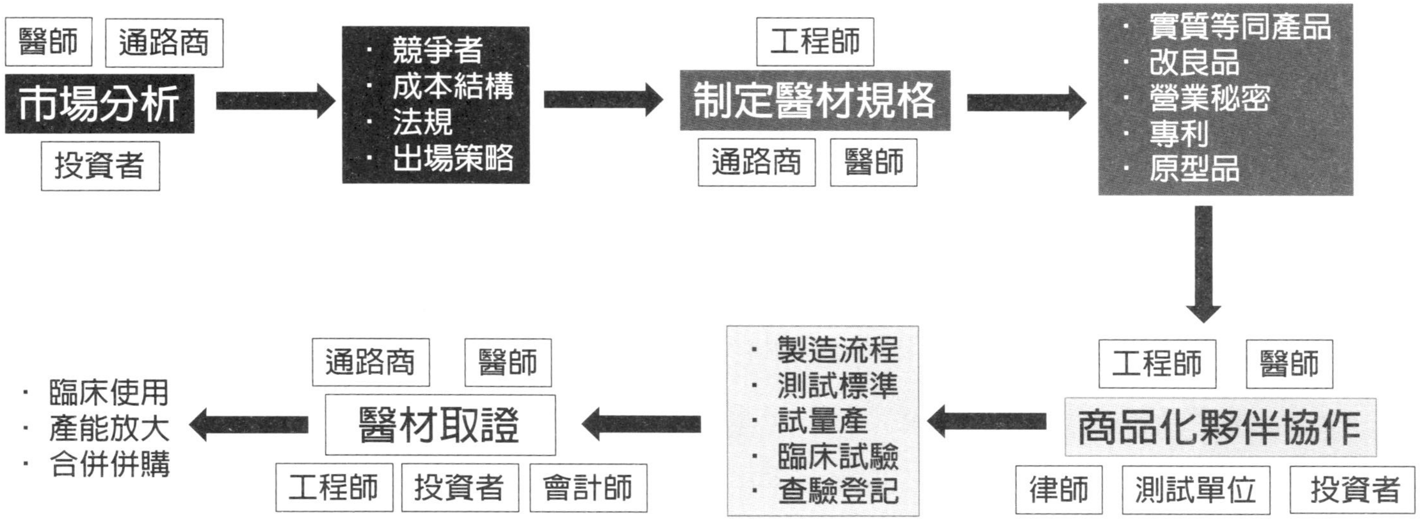
醫師
通路商
市場分析
投資者
· 競爭者
· 成本結構
· 法規
· 出場策略
工程師
制定醫材規格
通路商
醫師
· 實質等同產品
· 改良品
· 營業秘密
· 專利
· 原型品
工程師
醫師
商品化夥伴協作
律師
測試單位
投資者
· 製造流程
· 測試標準
· 試量產
· 臨床試驗
· 查驗登記
通路商
醫師
醫材取證
工程師
投資者
會計師
· 臨床使用
· 產能放大
· 合併併購

# 臺灣生技產業的推動策略與挑戰

全球進入二十一世紀後，生技產業在全球的需求不斷增加，生物科技的快速進展和未來發展性，特別是在醫療、農業和環境保護方面的應用，具有舉足輕重的角色。近年來臺灣的傳統產業面臨競爭壓力，政府希望透過發展生技產業來尋找新的經濟增長點，特別是臺灣長久以來，許多頂尖優秀的人才都投入醫療產業，臺灣希望把握這一機會，結合臺灣在電子與工程產業的發展，促進本地生技與生醫產產業的發展。

## • 生技產業政策推動與 BTC 成立

行政院科技顧問委員會長久以來，擔任了臺灣科技產業推動方向和策略最重要的幕僚單位。鑑於生技產業樣態與傳統與電子產業的差異，行政院於二〇〇五年特別將生技產業的諮詢單位，從科技顧問組獨立出來，成立行政院「生技產業諮議委員會」(Bio Taiwan Committee, BTC),特別針對跨領域的生技產業,召集了國內外產學研醫各界的專家擔任委員,為國家的生技產業政策提出建言和執行方向。

當時,我剛在臺北科技大學擔任助理教授兩年,仍在學術與產業的交界處探索,試圖將自己的研究導入實務應用。能夠受邀擔任BTC第一屆與第二屆委員,對我而言是一項極

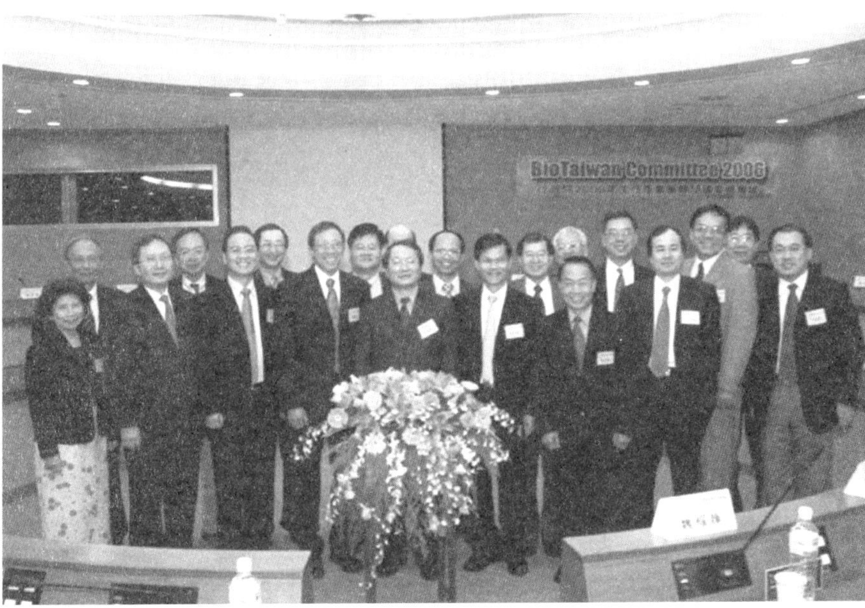

大的榮譽，也是一場震撼教育。記得第一次參加BTC會議時，與會者幾乎清一色是臺灣生技界的重量級人物，包括醫界院士、知名生技企業的執行長，甚至還有來自國際藥廠與創投基金的專家。作為一名初出茅廬的青年學者，我懷抱著滿腔熱血，但也不免有些忐忑。

在某次會議上，討論的議題是「臺灣應該如何吸引國際生技投資？」一位資深的生技企業家直言不諱地說：「現在國際藥廠不太願意來臺灣投資，因為我們的法規環境還不夠友善，審查時間長，臨床試驗機制也不夠靈活。這跟半導體產業完全不同，半導體只要技術領先就能吸引訂單，但生技領域需要政府、醫院、企業共同合作，沒有法規支持，光有技術是不夠的！」

這番話讓我深刻意識到，生技產業的發展並不像電子業那樣可以靠技術優勢迅速崛起，還需要長期的法規調適與政策配合。而這也讓我開始思考，臺灣如果要打造「生技版的台積電」，勢必要從政策面到產業鏈進行全面性的調整，而不僅僅是仰賴學界的研究成果。

## • 生技新藥條例與高風險醫療器材政策

我在BTC的會議中，特別參與有關於醫療器材議題的相關幕僚策略報告與專家討論會議，當時特別訂定了「生技新藥產業發展條例」，針對產業投入新藥以及高風險性醫療器材之研發，予以投資以及租稅方面的減免，以鼓勵投入高風險高報酬的生技產業，也特別放寬大學教授可以在符合生技新藥條例之生技公司擔任經理人，充分運用學研界的資源來加速生技產業的發展。生技新藥條例中所謂的高風險性醫材，是指新醫療器材或是上市前須執行臨床試驗之二等級或是三等級之醫療器材（註：醫療器材之分類，由風險性低至高分為第一等級、第二等級、第三等級，風險性越高之醫療器材，需執行較嚴謹之生物相容性以及功效性試驗，或是加上臨床試驗）。高風險醫材的開發，相關安全與功能性測試所需的成本，往往不亞於研究開發與製造的成本，甚至高出許多，因此政府政策的引導或是誘因與產業的成功是息息相關的。

## ・區域產業聚落與國際市場發展

在我二〇〇五年至二〇〇九年參與BTC會議的四年間，陸續訂定了幾個重點的發展方向與策略，包含政府支持在各地區建立生技醫療器材產業聚落，提升產業鏈的整合與合作，進一步發展地方經濟。例如近年來扶植南部螺絲產業聚落轉型為牙科器材，特別是臺灣牙植體品牌的催生，將類似加工製程的產業產值提升上千倍；中部地區相關精密加工產業也投入醫療器材關鍵零組件之製作，或是為世界知名排進行代工製造，都有效地提升傳統產業的競爭力。政府也投入資源，結合國際市場資源，推動臺灣醫療器材產品的全球化，例如參加國際展覽，加強與國際企業的合作，近年來臺灣灣成立臺灣館參與德國MEDICA醫材展（全球最大之醫療器材會議），也成功協助臺灣醫材公司在國際市場打群架，提升不少戰力。

二十年來在BTC的政策引導下，個人觀察到縱使在政黨輪替執政下，生技新藥的推動政策其實有相當的延續性。在醫療器材領域，臺灣政府對於醫療器材的審查制度已成功地推行了一些新的措施，包括了推動醫療器材審查流程的標準化和簡化，旨在加速新產品的上市時間，特別是針對高風險醫療器材的快速通道審查。公告了「輸入醫療器材國外製造廠實地檢查之優先查核原則」，以確保輸入醫療器材的安全和品質，並降低不合格產品流入市場的風險。

政府致力於完善醫療器材的相關法規，例如《醫療器材管理法》和《再生醫療法》的修訂，以及最近針對數位醫療產品的法規制定，也都有助於促進創新和安全性，並鼓勵新技術的採用。透過「生技起飛鑽石行動方案」等專案的推動執行，鼓勵民間投資，加強與學術界的合作，以提升醫療器材的研發能力與市場競爭力。引進數位化管理系統，促進文件電子化和資訊共享，提高審查的透明度與效率。建立更完善的風險評估框架，針對不同風險級別的醫療器材採取相應的審查措施，加強針對高風險醫療器材的監管。鼓勵產學合作及與國際標準的接軌，提升臺灣醫療器材在國際市場的競爭力。這些新措施的推動，旨在提升醫療器材的審查效率和產品安全性，促進產業創新，並確保消費者的權益。

## • 臺灣生技產業的最後一哩路

然而，二〇〇五年至今已經過二十年，我們看到許多產業鏈投入生技產業都有了初步的進展，也看到許多跨領域的結合與合作，例如越來越多的醫療與工程科技人員致力於新技術的研發，我們也觀察到臺灣的醫學中心亦專精於高效率臨床試驗的執行，更看到更多的生技公司前仆後繼地進入資本市場，勇敢地投入高風險生技產業的研發與產業化。但是，我們還沒有看到一家國際品牌的臺灣生技公司誕生，到底問題在哪？我們怎麼推動著走完最後一哩路的策略，其實是現今最重要的課題！

**Take Home Message**

針對複雜度相對高的醫療產業，政府法規與產業政策扮演了重要的角色，如同岸邊的燈塔，決定了船隻找到港岸的速度與安全性，唯有政府與企業充分配合，方能成就臺灣生醫產業之蓬勃發展。

# 建構第二座護國神山——從高階國產醫療器材做起

## • 兩兆雙星的回顧：半導體一飛沖天，生技仍在起步

曾幾何時，「兩兆雙星」產業計畫的口號響徹臺灣，當時的願景是讓半導體與生技醫療成為臺灣經濟的雙引擎。二十年過去了，半導體已經成為臺灣的兆元產業，台積電的先進製程更是全球矚目的關鍵技術，各國政府爭相邀請設廠，甚至將其視為國家競爭力的象徵。然而，相較於半導體的輝煌成就，生技醫療產業的發展卻顯得相對緩慢。

回顧臺灣半導體產業的發展，並非一蹴可幾，而是經過幾十年深耕才開花結果。上世紀八〇年代，當時的臺灣仍以傳統製造業為主，美國晶片大廠為降低成本，開始尋求海外代工。臺灣抓住機會，發展出獨特的晶圓代工模式，台積電應運而生。此後，IC設計、矽智財（IP）產業鏈逐步成形，形成完整的產業生態系統，讓臺灣成為全球晶片供應的核心。

## • 疫情帶來契機，臺灣醫療實力獲全球關注

在疫情爆發前，生技醫療產業的討論雖然不斷，但一直難以突破瓶頸。直到二〇二〇年新冠病毒疫情席捲全球，臺灣憑藉高效的醫療體系與防疫策略，讓世界刮目相看。這場疫情不僅驗證了臺灣的醫療軟實力，也凸顯出臺灣若能結合精密製造、醫療臨床與法規整合，將有機會在國際醫療市場占據一席之地。

## • 醫療器材產業的潛力：臺灣能否打造生技生態系？

生技醫療產業雖與半導體不同，但其中最相似的領域，莫過於醫療器材。過去，許多臺灣傳產企業曾因「沒有自己的品牌」而被投資者忽視，但如今，全球醫療器材市場正處於變革期，臺灣有機會透過CDMO（委託開發暨製造服務）模式，建立新的產業生態。以某家傳統螺絲工廠為例，這家企業原本以外銷螺絲為主，隨著國際市場競爭激烈，營收逐漸下滑。後來，他們意識到自家精密加工技術其實與牙科植體製造高度相似，於是轉型進入醫療領域，歷經五年研發，成功通過歐盟CE與美國食品藥物管理局（FDA）認證，成為國際牙科市場的供應商之一。這樣的案例並非個案，臺灣擁

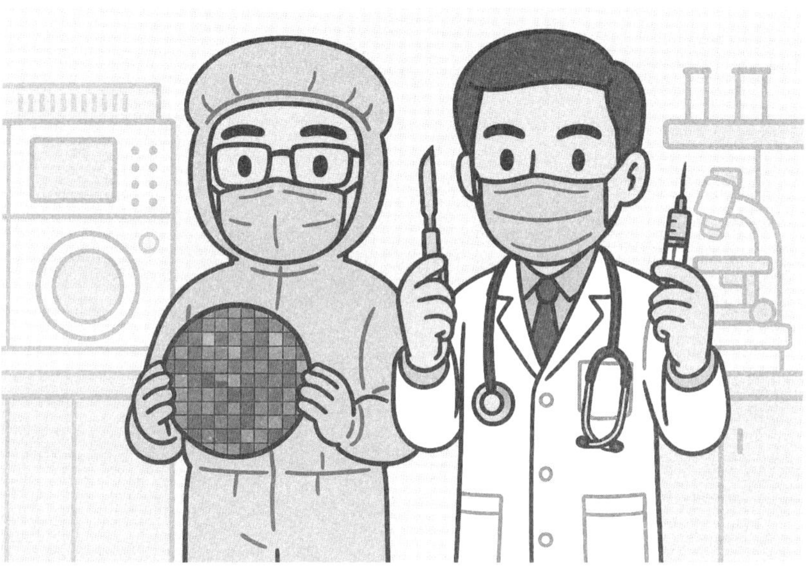

有大量具備精密加工能力的塑膠射出、金屬成型、光學儀器等廠商，若能成功轉型，將有機會在全球醫療器材市場中分得一杯羹。

然而，與半導體不同的是，醫療產業的門檻不只在技術，更在法規與市場通路。許多臺灣企業能做出高品質的醫療產品，卻因不熟悉臨床試驗、醫藥法規與國際行銷，導致產品難以真正進入醫療體系。這也是為什麼，過去許多優秀的臺灣醫材公司最終仍只能淪為國際品牌的OEM代工廠，而無法建立真正的品牌影響力。

半導體產業之所以能成功，很大一部分原因在於建立了「矽智財（IP）服務生態系」，讓設計、製造、封測與應用環環相扣，形成完整的產業鏈。對於生技醫療產業而言，我們也需要一個類似的「醫療智財（IP）生態系」，讓產品從發想、臨床驗證、法規整合到國際行銷，都有一套完整的支援體系，讓企業不會因為某個環節缺失而卡關。

## • 臺灣生醫產業的下一步：從內需市場站穩，進軍國際

現階段，臺灣生技醫療產業的發展策略，應該採取「先求有，再求好」的方式，從內需市場做起，培養本土品牌，讓國內醫院與診所優先採用國產醫材，建立實績後再向國際市場拓展。除了傳統醫療器材，數位醫療、AI 精準醫療、再生醫學等新興領域也是未來的關鍵趨勢。

## • 臺灣能否打造生技護國神山？關鍵在「行動」！

過去三十年，臺灣從一家家不起眼的電子代工廠，蛻變為全球半導體霸主，這條路不是靠短期炒作，而是靠「按步就班」的產業策略。同樣的，生技醫療產業也不能只是喊口號，而是要真正建立完整的生態系統，從產品研發、法規整

合、臨床試驗、行銷推廣，每一步都不能少。

**Take Home Message**

萬丈高樓平地起，發展生醫產業成為臺灣產業的第二座護國神山，必須按步就班，運用製造業和醫療服務的優勢，由內往外，由填補內需市場做起，進而到擴充創新國際市場，強勢的產業鏈生態系加上彈性的商業模式，是成功的關鍵密碼。

# 推動新創國際合作，是借鏡學習還是勇敢作自己？

## • 全球生技論壇的啟發：新創如何邁向市場？

二〇二四年七月，筆者在亞洲生技大展（BIO-Asia Taiwan）首度籌建臺北科技大學主場館，並邀請日本東京大學、京都大學、紐西蘭及以色列等國際學者，共同探討生醫材料與醫療器材的商品化。

即便颱風來襲，現場熱烈的討論絲毫不減。與會者紛紛聚焦於研發如何成功進入市場。日本學者分享了日本「由上而下」的新創推動模式，強調日本職人精神與精緻品質，但也坦承，同儕壓力與保守文化可能阻礙新創發展。相較之下，臺灣擁有類似的職人精神，同時兼具中小企業的彈性與打拼精神，這或許正是我們的優勢所在。

## • 以色列模式：勇敢創新，串接全球市場

以色列雖小，但諾貝爾獎得主及獨角獸企業數量卻名列前茅。筆者於二〇二三年以台以商會生技醫藥共同主席身分前往以色列參訪，深刻感受到當地人勇於創新的精神。以色列新創的成功，來自於天使投資熱情支持，加上猶太人與美國華爾街市場的緊密連結，使創意得以快速實現。

此外，地緣政治壓力讓他們不得不勇往直前、團結奮鬥，這與臺灣面臨的國際處境有異曲同工之妙。問題是，臺灣如何將半導體產業的成功經驗，延伸到新創產業，特別是法規嚴格、進入門檻高的醫療產業？這正是我們要深入思考的議題。

## • 紐西蘭的自由模式：創新環境與人才吸引力

來自紐西蘭的學者分享，紐西蘭以其天然環境及高品質生活聞名，吸引大量移民，然而，他們對於新創的推動較為自由，缺乏由上而下的政策支持，但也因此給予創新更多發揮空間。這樣的發展模式雖然無法像日本或以色列那樣快速推動新創，卻能確保創業者有足夠的自由度來發展理想。

## • 美國的產業競爭力：大市場帶動新創加速

筆者於美國馬里蘭大學攻讀博士期間，曾在美國國家標準暨技術研究院（NIST）參與人工關節研究。當時的計畫由競爭激烈的國際人工關節大廠共同出資，由美國國家標準暨技術研究院（NIST）和美國食品藥物管理局（FDA）共同制定快速測試方法，以加速產品上市，這是我首次體驗國家如何透過政策提升產業競爭力。

美國憑藉龐大的市場規模、先進研發環境與頂尖人才的吸引力，建立了無可匹敵的創新生態。雖然我們政府也常提倡打造「臺灣矽谷」，但若短視於短期績效，反而可能在政策防弊與鼓勵創新的平衡上陷入困境，導致新創團隊在政策框架中舉步維艱。

## • 臺灣的挑戰：如何建立真正有效的新創環境？

二〇〇三年，筆者回到國立臺北科技大學任教，並推動產學合作，發現臺灣的中小企業環境使得產學合作往往變成解決企業的短期技術問題，而非真正的創新發展。育成中心

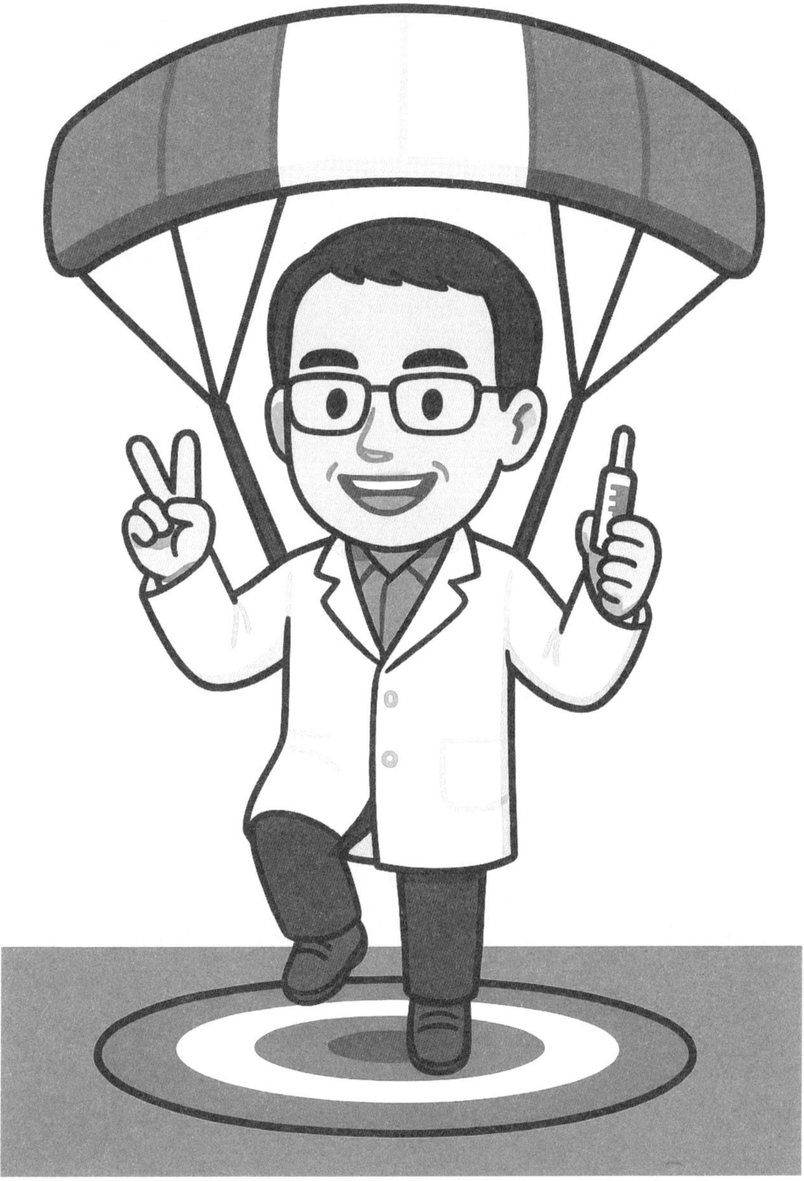

的初期角色，更像是「出租辦公室的房東」，直到近年來國內才陸續推動獨角獸企業加速計畫。

政府雖然鼓勵大學生與教授創業，並提供資金補助，但在行政管理上卻充滿短期 KPI 限制，使新創團隊反而被限制發展空間。有時候，這些政策是否真的有助於推動新創，或只是另一種錯誤的方向，仍值得深思。

## • 借鏡但不盲從，找到臺灣自己的路

二〇一一年，筆者擔任臺灣育成協會副理事長時，曾受邀至歐洲商業網絡（EBN）年會，介紹臺灣中小企業的特色。當年臺灣電子產業的成功，讓我們的國旗在國際舞台上飄揚，這段經驗讓我深刻體悟：臺灣不該只是一味模仿國際模式，而應該認清自身特質，發展適合自己的新創生態。

## Take Home Message

學習國際經驗，但不要盲目模仿：日本職人精神、以色列創新文化、美國矽谷創投模式，都值得借鏡，但臺灣應該找到適合自己的新創策略。

另外，市場導向才是新創成功的關鍵：技術創新僅是成功的一部分，如何進入市場、獲取投資、建立品牌，才是真正的挑戰。

政策應該放眼長遠發展：短期補助可以幫助新創，但長遠來看，政府應該建立更完善的創業環境，如降低法規限制、推動國際市場對接。

# 這樣做生醫研究才好玩

## 從學習、創新到市場落地


作　　者　方旭偉
總 編 輯　龐君豪
視覺設計　楊國長
美　　編　陳盈秀

發 行 人　曾大福
出　　版　暖暖書屋文化事業股份有限公司
地址　106臺北市大安區青田街5巷13號1樓
電話　02-23916380
傳真　02-23911186
總 經 銷　聯合發行股份有限公司
地址　231新北市新店區寶橋路235巷6弄6號2樓
電話　02-29178022
傳真　02-29158614
印　　刷　成陽印刷股份有限公司
出版日期　2025年04月（初版一刷）
定　　價　400元





國家圖書館出版品預行編目(CIP)資料

這樣做生醫研究才好玩：從學習、創新到市場落地/方旭偉作.
-- 初版. -- 臺北市：暖暖書屋文化事業股份有限公司, 2025.04
196面；21x14.8公分
ISBN 978-626-7457-34-4(平裝)

1.CST: 生物醫學 2.CST: 生物醫學工程 3.CST: 醫療產業 4.CST: 產業發展

410.1636　　114004991